ユーキャンの

食生活アドバイザー®
検定3級

第4版

速習テキスト & 予想模試

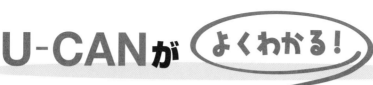

U-CANが よくわかる！ その理由

● でるポイントを重点マスター！

■頻出度（A，B，Cの3段階）を表示
過去に実施された試験問題を徹底的に分析。そのデータをもとにした頻出度を表示しています。

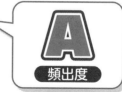

頻出度

■キーポイントをピックアップ
学習の『ポイント』となる部分を，各項目の冒頭にピックアップしています。

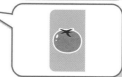

■赤シートを使ってチェック
赤字になっている重要語句を，付録の赤シートを使って隠しながら，穴埋め形式でチェックできます。

● やさしい解説ですぐわかる

■やさしい表現と簡潔な文章
読んですぐに理解できるよう，やさしい表現と簡潔な文章で，学習内容を解説しています。

■豊富なイラスト＆チャート図
学習内容をイメージで理解できるよう，イラストやチャート図，必要なデータなどを豊富に盛り込んでいます。

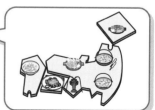

● 問題を解いて理解度アップ

■学習のまとめに《できたらチェックと予想模擬試験》
各レッスン末の〇×問題で，理解度をすぐにチェック。知識をしっかり定着させることができます。さらに巻末の予想模擬試験（2回分）で，試験前の総仕上げ＆実力確認ができます。

チェック＆テスト

キーポイント	できたらチェック☑
ミネラルとは	□ 1 ミネラルは微量で作用し，人の体内でも合成することができる。
ミネラルの特性	□ 2 イライラしやすい場合はカルシウム不足の可能性があるので，小魚や乳製品を摂ることもひとつの解決策といえる。

目 次

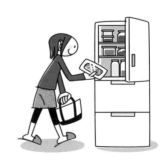

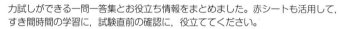

本書の使い方

●頻出度&学習の ポイントを確認

頻出度（A，B，Cの3段階）を確認しましょう。

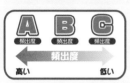

※頻出度は過去問題の分析がもとになっています。

各項目の冒頭にある学習の『ポイント』もチェックしましょう。

●本文を学習

欄外の記述やアドバイス，イラスト&チャート図を活用して，本文の学習を進めていきましょう。

●赤シートを 使ってチェッ

重要部分が赤字になってるので，赤シートを使っ穴埋め形式でチェックすことも可能です。

一緒に学習しよう

合格めざしてがんばりましょう。

松原先生

皆さんと一緒に学習していきます。よろしくね。

ちえさん

Lesson 1

日本料理と世界の料理

頻出度

懐石料理，精進料理など，日本料理にはいろいろな種類があります。椀盛りや焼き物などの盛りつけ方も重要です。世界の料理に関しては，日本料理との違いに注目しましょう。

1 日本料理の基本

会席料理は宴会で出されるお酒を楽しむ席の料理，懐石料理は茶の湯の席で出される食事。

四季折々の豊かな食材に恵まれた日本の料理は，素材そのものの風味を引き出す味つけと，季節感を大切にした見た目に美しい盛りつけを特徴とします。

(1) 日本料

イラスト&チャート図でイメージを膨らまそう

学習内容をイメージで理解できるよう，イラスト&チャート図を豊富に盛り込んでいます。

「懐石」とは，温めた石を懐に入れて空腹をしのぐのと同じぐらい質素な料理という意味です。「卓袱」は中国風の食卓を覆う布のことです。

本膳料理	
会席料理	
懐石料理	茶の湯の席で，お茶を飲む前に出される簡素な食事のこと。会席と区別して茶懐石とも呼ぶ
精進料理	殺生を禁じる仏教の教えに基づき，肉・魚を使わず，野菜や豆類などを中心としてつくられる料理。現在も仏事の席で出されることが多い
卓袱料理	中国の影響を受けた長崎の郷土料理。大皿に盛りつけた料理を取り分けて食べる

●問題にチャレンジ
チェック＆テスト

学習した内容を復習し，成果を確認するために，○×式の「チェック＆テスト」に挑戦しましょう。

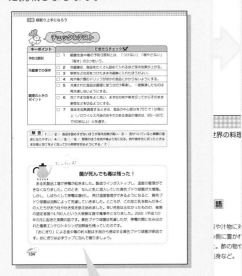

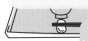

●予想模擬試験に チャレンジ！

学習の成果を確認するために，本試験スタイルの予想模擬試験（2回分）に挑戦しましょう。点数を記録することで得意な科目，苦手な科目がわかります。苦手な科目は本文での学習にもどって理解を深め，もう一度，予想模擬試験に取り組んでみましょう。

てぃーたいむ

ちょっと息抜き！食生活にまつわる楽しいコラムです。

(3) 日本料理の盛りつけ

平たい皿に盛りつけると
体感を出します。奥ほど高く、
を山水盛り（山水の法則）といいます。また，深めの鉢などの場合はこんもりと中高に盛るのが基本です。

焼き物	切り身の場合は皮を向こう側にして中央に盛りつける。尾頭付きの場合は腹を手前にし，頭が左側になるように盛りつける（かしらひだり）。あしらいは，魚の手前に添えるようにする　あしらい
椀盛り（煮物）	煮物が椀の内側面につかないように，余裕をみて中央にこんもりと盛る。汁を少なめにはり，天盛りを添えて，見た目を引き立たせる　天盛り
ご飯	器の大きさに対して多すぎず少なすぎず，ご飯粒が立つようにこんもりと盛る

プラスワン

日本料理に添えるもの
①あしらい
器に盛った料理を引き立てるため、手前に添えるもの
②天盛り
煮物や酢の物を盛りつけた上にのせて、香りや彩りを添えたり味を引き立てるもの
③つま
刺身に香りや彩りを添える野菜や海藻のこと

71

欄外で理解を深めよう

用語
本文中に出てくる用語をくわしく解説しています。

プラスワン
本文と関連して覚えておきたい情報です。

→
関連する内容への参照ページを示しています。

食生活アドバイザー®検定について

 ## 食生活アドバイザー®とは

　食生活アドバイザー®は，「食」を通じて生活そのものを提案し，適切な指導や助言を行う**食生活全般のスペシャリスト**です。私たちは日々忙しい生活を送るなかで，「食」の大切さを忘れがちです。しかし現実には，不規則な食事，栄養の偏り，肥満や生活習慣病の増加，若い女性に見られる過度の「やせ」志向などに加え，食品の安全性の問題や海外への食料の依存など，さまざまな問題が生じています。そのため**食生活の改善**の面からも，**食の安全性確保**の面からも，みずから「食」のあり方について考えなければならない時代になっています。

　しかし，国民一人ひとりが「食」のあり方について考えるというのはそれほど容易なことではありません。そこで，食に関する幅広い見識と正確な知識を持ち，食生活について的確な提案のできる人材が，今こそ求められているのです。

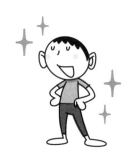

食生活アドバイザー®の活躍のフィールドは，家庭をはじめスーパーやデパートなどの食料品売り場，外食産業，食品メーカー，福祉施設，学校や保育所など幅広く，今後ますます活躍が期待されています。

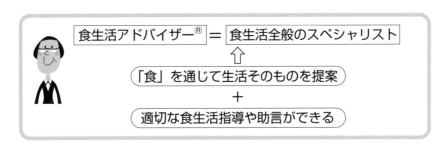

また，食生活アドバイザー®検定の目的は，「食」を通じて生活そのものについて提案できる人材の育成にあり，試験の内容も，ふだんの生活を見つめ直すところからはじまります。そのため，食生活アドバイザー®の資格を目指すということは，食と生活を結ぶスキルやキャリアのアップにつながるだけでなく，自分自身の生活を見直すためのよい機会にもなるのです。

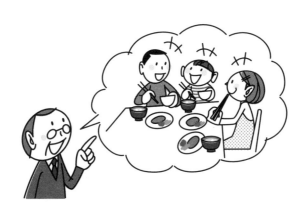

食生活アドバイザー®が活躍できる場

食にかかわるフィールドであれば，幅広く活躍できます！

家庭で

・的確な商品選択力
・家族などの健康管理
・食育の実践

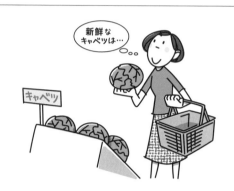

販売の現場で

・健康アドバイス
・食材の説明
・食べ方の提案
・食卓の提案
・販売促進提案

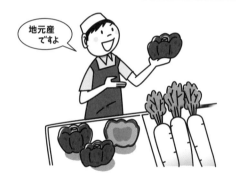

飲食の現場で

・マーケティング
・メニューの提案
・レシピの作成
・店舗運営管理
・健康アドバイス

メーカーの現場で

- ・商品開発
- ・マーケティング
- ・販売促進提案
- ・物流管理
- ・在庫出荷管理
- ・衛生管理

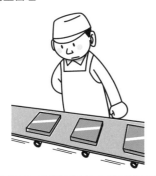

介護・医療の現場で

- ・健康管理　　・衛生管理
- ・食生活指導　・病人別食事
- ・症状別食事　・母子栄養

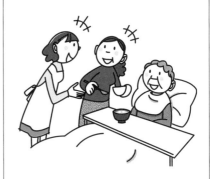

物流の現場で

- ・システム管理
- ・保管管理
- ・食品別の温度管理

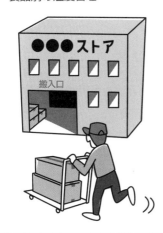

教育の現場で

- ・健康管理
- ・安全教育
- ・環境教育
- ・食育

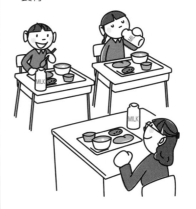

科目ごとの学習ポイント

1 ウエルネス上手になろう

　健康になるための3大要素といわれる**栄養**，**運動**，**休養**のそれぞれの観点から，健康管理の基礎を学習します。

　5大栄養素の**炭水化物**，**脂質**，**たんぱく質**，**ビタミン**，**ミネラル**について，その働きをしっかりと理解しましょう。エネルギーの過剰摂取が**肥満**や**生活習慣病**の原因となること，**エネルギー代謝**と**ダイエット**の関係，**有酸素性運動**の意味などについてもくわしく学習します。

2 もてなし上手になろう

　日本人は，限りある資源と食料を活用しながら，心豊かな食事を楽しむためのさまざまなくふうをしてきました。しかし，**素材を活かす日本古来の調理方法**やバランスの取れた**日本型食生活**のすばらしさが見失われつつあります。

　一汁三菜の献立，正月や節句などの行事の際につくられる**行事食**，各地に伝えられる**郷土料理**など，伝統的な**食文化**を学習しましょう。また，食事をともに楽しむための**マナー**についても，その意味を考えながら身につけていきましょう。

3 買い物上手になろう

　加工食品には期限表示（**消費期限**，**賞味期限**）や**栄養成分表示**などが義務づけられ，一方，**生鮮食品**には**名称**，**原産地**の表示が義務づけられています。食品の表示は，食の生産者および流通業者と消費者との信頼をつなぐ重要な制度なのです。**有機農産物**，**遺伝子組換え食品**などの表示についてもくわしく学習します。

4 段取り上手になろう

　食中毒の原因の大部分は**細菌**などの**微生物**です。原因となるおもな微生物の特徴と食中毒の予防法をしっかり学習しましょう。

　遺伝子組換え食品や，食品に含まれる各種の**食品添加物**。買う側の消費者には不安が残りますが，誠実に生産したものにまで疑惑がかけられ，誤った風評が広まれば生産者にも多大な損失が生じます。遺伝子組換え食品の表示やポジティブリスト制度の存在など，ここで学習して，正しい知識を身につけましょう。

5 生き方上手になろう

　生産された商品が消費者の手にわたるまでの**流通**の役割，流通経路の多様化，**日本的商慣行**の見直しについて学びます。女性の社会進出や少子化や核家族化などを背景に**外食**や**中食**が成長したこと，消費者の「食」に関する問題を解決する**ミールソリューション**についても理解を深めましょう。

　また，スーパーマーケットやコンビニエンスストアなどいろいろな**小売業態**の特徴，そこで導入されている**POSシステム**や，**ジャストインタイム物流**とよばれる物流の方式などにも注目していきます。

6 やりくり上手になろう

　ここでは，**インフレとデフレ**，円高や円安，循環型社会を実現するための**3つのR**，食品の安全性を確保する手法の**HACCP**など，身近な経済や環境問題などについてじっくりと学習していきます。

　また，**食品安全基本法**，**JAS法**，**食品衛生法**，**食品表示法**など食に関係する法律や，いろいろな悪質商法から消費者を保護する制度なども重要なポイントです。日頃から新聞やテレビの報道番組，インターネットなどを通して情報を収集することも，食生活アドバイザー®の大切な仕事です。

食生活アドバイザー®検定受験ガイド

●受験資格

食生活に興味のある方なら，だれでも受験することができます。
年齢，学歴，性別などによる受験制限は一切ありません。

●試験日程

試験は年に2回実施されます。

・6月…最終日曜日
・11月…第4日曜日

願書は，検定事務局ホームページ（P.16）から請求できます。

●試験会場

一般会場…札幌，仙台，さいたま，千葉，東京，横浜，新潟，金沢，
　　　　　静岡，名古屋，大阪，神戸，広島，福岡

　会場は追加や変更になる場合がありますので，くわしくは受験願書
でご確認ください。なお，試験会場は受験者が選択できます。
　また，学校，大学，その他の機関などで受験する団体受験も受け付
けておりますので，ご希望の場合は検定事務局までお問い合わせくだ
さい。

●受験料

3　級	2　級	3級・2級併願
5,500円（税込み）	8,000円（税込み）	13,500円（税込み）

●出題形式・試験時間・合格ライン

	３　級	２　級
出題形式 （理論問題）	選択問題（五肢択一形式の マークシート）（50問）	選択問題（六肢択一形式の マークシート）（42問） ＋ 記述式問題（13問）
試験時間	90分間	90分間
合格ライン	合計点数の60%以上	合計点数の60%以上
配点	1問2点	選択問題1問2点 記述問題1問3点
合格点	60点（満点100点）	74点（満点123点）

●出題範囲

　3級，2級とも共通の6科目です。3級は「消費者・生活者という視点からの知識レベル」です。2級には「提供する側に立った知識レベル」が加わります。

科　目	出題範囲
ウエルネス上手になろう （栄養と健康）	栄養，ダイエット，病気予防，運動，休養など
もてなし上手になろう （食文化と食習慣）	行事食，旬，調理，献立，マナー，配膳など
買い物上手になろう （食品学）	生鮮食品，加工食品，食品表示，食品添加物など
段取り上手になろう （衛生管理）	食中毒，衛生管理，予防，食品化学，安全性など
生き方上手になろう （食マーケット）	流通，外食，中食，メニューメイキング，食品販売など
やりくり上手になろう （社会生活）	消費経済，関連法規，生活環境，消費者問題など

●受験手続の流れ

食生活アドバイザー®検定の事務局
ホームページで受験願書を請求する

受験願書を請求すると検定事務局に登録される

受験願書が送られてくる

| 願書に必要な
事項を記入する | ➕ | 受験料を指定の
口座に振り込む |

検定日の10日〜1週間前に受験票が送られてくる

受　験

※クレジットカード支払いでの
　申込み方法もあります。

●受験申込み先・問合せ先

一般社団法人　FLAネットワーク®協会

食生活アドバイザー®検定事務局

| フリーダイヤル | 0120-86-3593 |

平日　10：00〜16：00

| ホームページアドレス | https://www.flanet.jp |

〒160-0023　東京都新宿区西新宿7-15-10　大山ビル2F

※受験願書の請求は，食生活アドバイザー®検定のホームページのみとなります。
※受験願書請求期限などが設定されていますので，くわしくは食生活アドバイザー®
　検定事務局または同ホームページでご確認ください。

1章

ウエルネス上手になろう（栄養と健康）

健康の基準

健康の維持・増進のため，食生活について適切な指導や助言を行うことが食生活アドバイザー®の仕事です。まず「健康」ということばの意味をしっかりと理解しましょう。

1　健康とは

 肉体的・精神的・社会的に健全な状態にあることがほんとうの健康。

　食生活アドバイザー®は，人々に健康な生活を送るための食生活の提案を行うスペシャリストです。では，健康とは何かということを確認しておきましょう。

　WHO（世界保健機関）では，WHO憲章の序文で，健康について下記のように定義しています。

> 健康とは，完全な肉体的，精神的及び社会的福祉の状態であり，単に疾病又は病弱の存在しないことではない。

　肉体的な健康だけでなく，精神的にも社会的にも健康な状態，つまりこころとからだの両方が健全であってこそ，本当の健康であるということです。

　また，WHOは「到達しうる最高基準の健康を享有することは，人種，宗教，政治的信念又は経済的若しくは社会的条件の差別なしに万人の有する基本的権利の一つである」としています。

　食生活アドバイザー®の役割は，人々の心身（こころとからだ）の健康を維持し，増進することであるといえます。

 用 語

WHO（世界保健機関）
全世界の人々の健康の問題を取り扱う，国連の機関。特に発展途上国に対して積極的な支援を行っている。

2　肉体的・精神的・社会的健康

 社会的健康とは,周囲の人たちとよい関係を保ち,自分の役割や存在意義を認識できること。

（1）肉体的健康

からだにケガや病気がなく,病弱でない状態。

（2）精神的健康

精神疾患がないだけでなく,こころの状態が安定していて,日常生活を意欲的に過ごすことができる状態。

（3）社会的健康

周りの人たちとの関係を良好に保ち,個人としての役割や存在意義を認識できる状態。

人間は「社会的動物」とよばれ,家族や会社,学校,サークル,地域社会などの集団の中で生活しています。周りの人たちとうまく関係を築きながら,自分自身の能力を発揮し,お互いを認め合うことによって生きがいや生きるよろこびを実感するのです。

 プラスワン

社会的健康でない状態
周りの人たちとの関係が築けず,能力を発揮したり生きがいを感じたりすることができない状態である。

1章
ウエルネス上手になろう

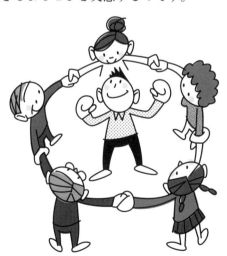

3 健康になるための3大要素

健康になるための3大要素とは栄養，運動，休養の3つである。

健康を維持し増進するためには，栄養素の摂取だけでなく，規則正しい生活における適度な運動，十分な休養・睡眠など，生活要素のバランスが大切です。

特に栄養，運動，休養の3つは，健康になるための3大要素とされています。

(1) 栄養

栄養は，生命を維持し，子どもが健やかに成長し，また人々が健康で幸福な生活を送るために欠くことのできない要素です。栄養状態を適正に保つため，必要な栄養素の摂取が求められます。

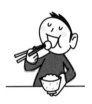

(2) 運動

身体活動量の多い人や運動をよく行う人は，心疾患や高血圧，糖尿病，肥満などになりにくく，死亡率も低いことがわかっています。

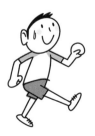

プラスワン

必要な栄養素の摂取
栄養素の摂取は適正でなければならない。過剰に摂取してしまうと生活習慣病の原因になることもある。

用語

身体活動量
（身体活動の強さ）×（行った時間）の合計。身体活動量が増加するに従って，生活習慣病の予防効果が上がる。

（3）休養

　心身の疲労を回復し，元の状態に戻すために「休む」という側面と，肉体的・精神的・社会的な健康能力を高め，明日に向かっての英気を「養う」という側面があります。

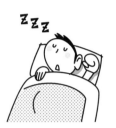

しっかり休養をとって，日々のストレスを解消させるのも大切ですね。

 チェック＆テスト

キーポイント	できたらチェック ☑
健康の定義	□ 1　食生活アドバイザー®は，人々の心身（こころとからだ）の健康を維持し，増進することを目標とする。
	□ 2　WHO（世界保健機関）は，健康を「完全な肉体的，精神的および道徳的福祉の状態」であると定義している。
社会的健康	□ 3　社会的健康とは，周囲の人々との関係を良好に保ちながら，個人としての役割や存在意義を認識できる状態をいう。
健康になるための3大要素	□ 4　栄養，運動，適度なストレスの3つを健康になるための3大要素という。
	□ 5　健康になるためには運動することが大切であり，休養はからだの調子を低下させるだけである。

解答 1.○／2.× 道徳的福祉ではなく，社会的福祉／3.○／4.× 適度なストレスではなく，休養／5.× 運動も休養も健康になるための重要な要素である

2 日常生活の変化と生活習慣病

B
頻出度

心疾患や脳血管疾患，糖尿病などの生活習慣病の増加が深刻な問題となっています。身体活動量の減少（運動不足）と栄養素摂取の変化（食生活の欧米化）が大きな原因であることを押さえましょう。

病気の原因となる偏った生活習慣には，食べすぎ・飲みすぎ，運動不足，ストレス，喫煙などが挙げられます。

 用語

心疾患
心臓の病気の総称。特に近年増加している狭心症や心筋梗塞などの虚血性心疾患が生活習慣病に含まれる。

脳血管疾患
急激に発症するものを脳卒中といい，脳血管疾患のほとんどが脳卒中である。脳卒中には脳出血（脳の血管が破れる）と脳梗塞（脳の血管が詰まる）がある。

1 生活習慣病

 日本の疾病による死亡原因の上位は生活習慣病が占めている。

　生活習慣病とは，日頃の偏った生活習慣の積み重ねによって発症する病気の総称です。糖尿病，高血圧症，脂質異常症，肥満症はもちろん，日本人のおもな死因となっている悪性新生物（がん），心疾患，脳血管疾患（脳卒中）も生活習慣病に含まれます。これらの死因による死亡数だけで全死亡数の約5割を占めます。

　以前は，30～40歳代に急増するため，成人病とよばれていましたが，子どもでも発症するケースが増えたため，生活習慣病と呼び名が変わりました。

2 身体活動量の減少

 運動不足は肥満を招いたり，ストレスを溜めたりする要因になる。

　仕事や家事労働が自動化され，また交通手段が発達したことにより，現代人の身体活動量は明らかに減少しています。

　運動不足は血液の循環を悪くするほか，余ったエネルギーを蓄積するため，動脈硬化や肥満を招きます。

また，ストレスを溜め込む要因にもなります。

運動不足は食生活の変化とともに，生活習慣病増加の大きな原因となっているのです。

3　栄養素摂取の変化

 欧米の食文化導入によって，日本人の栄養素摂取に変化が起きた。

日本の食生活はもともと野菜や魚類が中心であったため，日本人はコレステロール値の低い国民でしたが，近年，食生活の欧米化が進み，油脂類や動物性食品の摂取量が増えてきました。

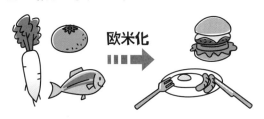

日本人には，食物を効率よく脂肪にして体内に蓄えることのできる遺伝子（倹約遺伝子）を持つ人の割合が欧米人より多いといわれています。そのため，欧米人と同じ基準で栄養素を摂取しているとエネルギーの過剰摂取になってしまい，肥満や生活習慣病が増加する大きな原因となっています。

4　からだへの影響

 運動量の減少や栄養素摂取の変化などが，動脈硬化や糖尿病の原因となっている。

食事や運動などの生活習慣は，からだへの影響と深く関係しています。

①脂質異常症…血液中の脂質（コレステロールや中

身体活動や運動の効果については理解していても，日常生活の中で積極的に運動を行っている人の割合はまだまだ少ないといえますね。

 用語

コレステロール
血液中など体内に広く分布する脂質の一種。細胞膜の構成成分などになる。食物から摂取するほかに肝臓で生成される。血中コレステロールが上がると，動脈硬化や高血圧，心疾患の原因となる。

倹約遺伝子
食料の少ない時代，乏しい食物から得たエネルギーを有効に利用し，余ったエネルギーを体内に脂肪として蓄えられるよう倹約のしくみを持った遺伝子。

1章　ウエルネス上手になろう

糖尿病になると，動脈硬化も早く進みます。

用 語

インスリン
血糖値（血液中のブドウ糖の量）を下げる働きをするホルモン。ブドウ糖をからだの細胞に取り込むなどして，血糖をコントロールしている。

性脂肪）が増えすぎ，もしくは不足した状態

②動脈硬化…運動不足などで血液の流れが悪くなり，脂質が血管（動脈）の壁にくっついて硬くなった状態

③虚血性心疾患…動脈硬化が進み，心臓の血管が詰まったり破れたりする恐れのある状態。同じことが脳で起きると脳血管疾患（脳卒中）

④糖尿病…膵臓の働きが悪かったり，インスリンが不足したりすると血液中のブドウ糖が細胞に取り込まれなくなり，血糖値が上がる病気

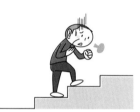

チェック＆テスト

キーポイント			できたらチェック ☑
生活習慣病	☐	1	生活習慣病とは，糖尿病や脂質異常症など，日頃の偏った生活習慣の積み重ねによって発症する病気の総称である。
	☐	2	生活習慣病はかつて成人病とよばれていた病気であり，子どもが発症することはない。
栄養素摂取の変化	☐	3	日本人には，食物を効率よく脂肪にして体内に蓄えることのできる遺伝子を持つ人の割合が欧米人より少ないといわれている。
	☐	4	日本人が欧米人と同じ基準で栄養素を摂取すると，エネルギーの摂取不足になってしまう。
コレステロール	☐	5	コレステロールは血液中などに分布する脂質の一種であり，食物から摂取されるほか，肝臓で生成されている。
動脈硬化	☐	6	脂質異常症や動脈硬化は，虚血性心疾患または脳血管疾患を引き起こす原因となる。

解 答 1.○／2.× 子どもでも発症するケースが増えたことから呼び名が変わった／3.× 倹約遺伝子を持つ人の割合は，日本人のほうが欧米人よりも多い／4.× エネルギーの摂取不足ではなく，過剰摂取になる／5.○／6.○

栄養と栄養素

栄養は，健康になるための3大要素のひとつです。ここでは，栄養と栄養素の違いや，栄養素が体内で消化・吸収されるしくみについて学習します。

1 栄養と栄養素

 栄養は「働き（状態）」，栄養素は「物質」。

「この食品には栄養が豊富に含まれている」という言い方をよく耳にしますが，これは正確ではありません。

(1) 栄養

体外から必要な物質を摂り入れて，からだの成長や活動に役立たせる働き（または役立っている状態）。

(2) 栄養素

栄養のために体外から摂り入れる物質。

栄養素は，一般に食物から摂取します。したがって，正確には「この食品には栄養素が豊富に含まれている」というべきでしょう。

栄養素には，炭水化物，脂質，たんぱく質，ビタミン，ミネラルの5種類があります。

2 消化器官

 食物を消化するのは，栄養素を吸収しやすくするため。

(1) 口

唾液には炭水化物を糖に分解する，アミラーゼとい

栄養素の種類
➡ P.33参照

炭水化物・脂質・たんぱく質で3大栄養素。ビタミン・ミネラルを含めて5大栄養素と呼びます。Lesson5〜7で詳しく学習します。

う消化酵素が含まれています。咀嚼（かみ砕くこと）された食物は，胃や腸でのぜん動運動によって細かくされます。

(2) 胃

胃液には塩酸が含まれていて，食物中の細菌を殺すとともに消化を助けます。

(3) 小腸

食物は小腸の消化酵素によってほぼ完全に消化され，ほとんどの栄養素が小腸で吸収されます。

■おもな消化器官

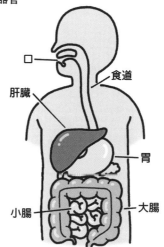

□ ………	咀嚼は消化の第1歩
胃 ………	たんぱく質を分解する
小腸 ……	消化された栄養素は小腸で吸収
大腸 ……	水分を吸収して大便をつくる

 3 吸収率

栄養素の吸収率は食物の種類によって異なる。

栄養素を豊富に含んだ食物を食べたからといって，そのすべてが体内に吸収されるわけではありません。

用語

消化
口から取り入れた食物を体内に吸収しやすいよう分解すること。消化には，歯でかみ砕く機械的消化作用や，消化酵素の働きで分解する化学的消化作用がある。

プラスワン

消化吸収にかかる時間
食物は体内で消化吸収され，24〜72時間程度で排便される。

肝臓の役割
肝臓には500種類以上の役割がある。
・小腸で吸収したブドウ糖をグリコーゲンとして蓄える
・胆汁をつくり，脂肪の分解を助ける
・たんぱく質や脂肪を合成する　　など

用語

吸収率
栄養素が体内に吸収される率。吸収率はほかの食物との食べ合わせや調理方法，食べる人の年齢，健康状態などによって変わる。

栄養素の吸収率は食物の種類によって異なります。

(1) 鉄の吸収率

肉や魚など動物性食品に含まれる**ヘム鉄**の吸収率は15〜25％であり、野菜や穀類に含まれる**非ヘム鉄**の場合はわずか2〜5％程度です。

ただし、非ヘム鉄は動物性たんぱく質やビタミンCといっしょに摂ると吸収率が上がります。

(2) カルシウムの吸収率

カルシウムの吸収率は牛乳や乳製品で約40〜50％、小魚で約30％、青菜類（小松菜など）で約18％です。年齢によって吸収率は異なり、高齢になるほど下がります。

現代の日本人は、鉄とカルシウムの摂取が不足しがちです。

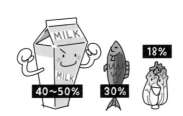

MILK
MILK 40〜50％　30％　18％

チェック＆テスト

キーポイント			できたらチェック ☑
栄養と栄養素	□	1	からだの成長や活動に役立たせるために体外から取り入れる物質のことを、栄養という。
消化器官	□	2	唾液にはアミラーゼという消化酵素が含まれている。
	□	3	食べ物を口に入れてかみ砕くことを咀嚼というが、これは消化とは関係がない。
	□	4	胃液には塩酸が含まれており、食物中の細菌を殺すとともに消化を助ける。
	□	5	食物は胃の中で完全に消化され、ほとんどの栄養素が胃によって吸収される。
吸収率	□	6	ヘム鉄の吸収率は、非ヘム鉄の吸収率よりも低い。

解答 1.× 栄養ではなく、栄養素／2.○／3.× 咀嚼も機械的消化作用のひとつである／4.○／5.× 設問の記述は胃ではなく、小腸の説明／6.× ヘム鉄の吸収率のほうが高い

Lesson 4 からだとこころの栄養

食生活についてアドバイスするときは，栄養素をきちんと摂取しているかという点だけでなく，食事をいかに楽しくおいしく食べているかという点にも注目します。

1 食事のあり方

 食事を楽しくおいしく食べることは，肉体的にも精神的にも重要である。

食事を味わって楽しく食べるということが，からだとこころの両方にとって重要であり，生活の質の向上にもつながります。毎日の食事を通して健康寿命を伸ばしましょう。

(1) 目指すべき食事

食事を通して家族や仲間とのコミュニケーションを図り，食事づくりにも参加して，食生活に関する知識や技術を身につけながら，楽しくおいしく食べられる食事を目指します。家族の団らんや人との交流によって食事の楽しみはいっそう深まります。また，消化や吸収もよくなるといわれています。

(2) 問題のある食事
①孤食

一人きりで食事することを孤食といいます。核家族で共働きが当たり前となった現在，孤食をする人が増加しています。家族がいてもいっしょに食事をしない孤食では栄養素の摂取が偏りがちになり，子どもの場合は食欲の減退や，こころの状態にまで影響の出るこ

 用 語

健康寿命
日常生活に介護などを必要とせず，心身ともに自立した活動的状態で生活できる期間をいう。

とが指摘されています。

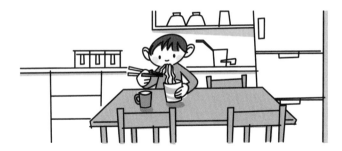

②個食

個食とは，たとえ家族がそろっていても，それぞれが自分の好きな食物を食べることをいいます。家族間でおいしさを共感する楽しみが減り，栄養素の摂取も偏りがちになります。

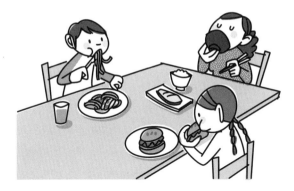

③欠食

食事を抜くことを欠食といいます。特に朝食の欠食が増加しています。朝食を欠食する人は夕食の時刻も不規則で，1日全体の食生活リズムが乱れがちになり，栄養素摂取の偏りにもつながります。

(3) 朝食の重要性

朝食は，1日を過ごしていくために欠かすことができない重要な食事です。夕食を摂った時間が遅く，お

プラスワン

夜食
夜食の習慣化は肥満の原因になる。また朝食時の食欲不振を招くため，朝食の欠食にもつながる。

腹が空かない，出かける直前まで寝ていて食べる時間がないなどの理由から朝食を食べない人がいますが，起床直後は，体温や血糖値が低く，内臓や神経などの働きも低下しています。朝食を摂ることで正常な状態になり，1日を健康的に過ごすことができるようになります。

特に，脳の働きに即効性のある栄養素として炭水化物のうちの糖質があります。朝食の際に糖質が含まれているご飯やパンを摂ることで脳にエネルギーが補給され，からだ全体が活性化します。

(4) 食生活指針

健康を保持増進し，適正な成長発育，生活習慣病予防を目的として，農林水産省・厚生労働省・文部科学省が「食生活指針」を共同で策定しています。

「食生活指針」は2016（平成28）年に一部改正され，次の項目が示されています。

■食生活指針

①食事を楽しみましょう

②1日の食事のリズムから，健やかな生活リズムを

③適度な運動とバランスのよい食事で，適正体重の維持を

④主食，主菜，副菜を基本に，食事のバランスを

⑤ご飯などの穀類をしっかりと

⑥野菜・果物，牛乳・乳製品，豆類，魚なども組み合わせて

⑦食塩は控えめに，脂肪は質と量を考えて

⑧日本の食文化や地域の産物を活かし，郷土の味の継承を

⑨食料資源を大切に，無駄や廃棄の少ない食生活を

⑩「食」に関する理解を深め，食生活を見直してみましょう

「食生活指針」で示されている適正体重を計算する方法としてBMI（Body Mass Index）があります。

　BMIは，肥満の判定法として国際的に用いられています。BMI が25以上になると肥満と判定され，生活習慣病にかかるリスクが高まるといわれます。

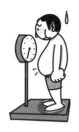

BMI = 22 のときが最も病気になりにくい健康的な数値とされています。

■ BMIの計算方法

BMI ＝ 体重（kg）÷身長（m）^{2}

例）体重67kg，身長163cm（＝1.63 m）の場合

BMI ＝ 67 ÷（1.63 × 1.63）＝ 25.217…

2　栄養学と食生活学

食生活アドバイザー®は，栄養学の視点だけでなく食生活全般をとらえてアドバイスする。

　栄養素を摂ることは重要ですが，食生活学では，栄養という健康的に活動する状態に注目します。「何を食べるか」だけではなく，「どのような生活をおくるか」，「どのように（いつ，誰と，どこで，など）食べるか」，「ストレスを感じているかどうか」など，生活のなかでの「食」を捉え，考えていきます。

　食生活アドバイザー®は，食生活をトータルにとらえたうえで，健康な生活を送るための助言や提案を行わなければなりません。栄養学だけでなく，食生活学の視点に立ってアドバイスできるようになりましょう。

プラスワン

食生活学の視点から
食生活の改善を考えるとき，栄養素をいかに摂取するかということが最も重要だとはいえない。それだけでは根本的な解決にはならないと考えるからである。

心とからだ，どちらかだけに偏らないような見方をしましょう。

■栄養学と食生活学

| 栄養学 | 食品に含まれる栄養素が生物の体内でどのように利用され，生物にどんな影響を及ぼすのかといったことを研究する学問 |
| 食生活学 | 栄養素という物質の面だけではなく，食事を楽しくおいしくいただくという「こころ」の面にも目を向け，からだとこころの両方の視点から食生活のあり方について考える学問 |

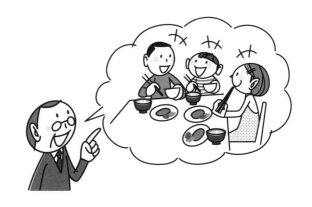

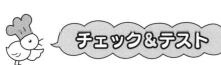
チェック＆テスト

キーポイント	できたらチェック ☑
目指すべき食事	☐ 1　家族や仲間と楽しみながらする食事は，消化吸収にもよい。
問題のある食事	☐ 2　家族そろって食事をしているのに，それぞれが自分の好きな食物を食べている場合を「孤食」という。
	☐ 3　孤食は栄養素の摂取が偏りがちになるが，こころの状態に影響が出ることはありえない。
	☐ 4　食事を抜くことを欠食といい，特に朝食の欠食が増加している。
食生活学の視点	☐ 5　食生活を改善するために最も重要なことは，いかに栄養素を摂取するかということである。

解答　1.○／2.× これは孤食ではなく，個食である／3.× 子どもの場合はこころの状態に影響の出る可能性がある／4.○／5.× 食生活全般をみると栄養素の摂取以外に根本的な問題点があるかもしれないので，最も重要とはいえない

Lesson 5 ３大栄養素とその働き

炭水化物は最大のエネルギー源。脂質はエネルギー源にもなり、からだの構成成分にもなります。また、たんぱく質はからだの構成成分であるほか、からだの調子を整え、エネルギー源にもなります。

A 頻出度

1 ３大栄養素

 炭水化物・脂質・たんぱく質を３大栄養素という。

　栄養素のうち、人間のからだにとって最も重要な炭水化物・脂質・たんぱく質の３種類を**３大栄養素**といいます。また、これにビタミンとミネラルを含めた５種類を**５大栄養素**といいます。このほか、水もからだにとって重要です。

■栄養素の種類

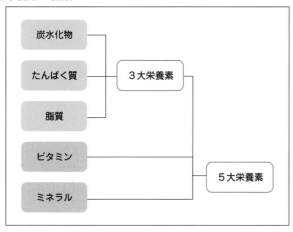

 プラスワン

炭水化物
炭水化物の中には糖質のほかに消化されない食物繊維が含まれている。糖質は炭水化物から食物繊維を除いたものである。

水の役割
➡ P.46参照

33

プラスワン

生理作用の調整
からだの調子を整える
こと

■5大栄養素の役割

	エネルギー源	からだの 構成成分	生理作用の 調整
糖質	○	—	—
脂質	○	○	—
たんぱく質	○	○	○
ミネラル	—	○	○
ビタミン	—	—	○

2 炭水化物

 糖質は，摂取するエネルギーの50〜60%を占
める最大のエネルギー源。

（1）糖質

プラスワン

糖質を多く含む食品
米，小麦（パン・めん
類），そば，とうもろ
こし，バナナ，ぶどう，
りんご，さつまいも，
ジャガイモ，あずき，
砂糖など

炭水化物のうち，糖質はエネルギー源として最も重
要な栄養素であり，1日に摂取する総エネルギーの
60%弱を占めています。果実や甘味料に含まれる単糖
類・少糖類と，穀類に含まれるデンプンのような多糖
類に分類されますが，消化された糖質はすべてブドウ
糖などの単糖類となって吸収されます。たんぱく質や
脂質と比べて消化吸収が速く，エネルギー源として即
効性があります。

また，体内で1g当たり4kcalのエネルギーを生み
出し，摂取後すぐに利用されない糖質は肝臓などでグ
リコーゲンや脂肪として蓄えられます。そのため，糖
質の過剰摂取は肥満を招きます。

4 kcal/g

(2) 食物繊維

　食物繊維は，人間の消化酵素では消化することのできない難消化性成分です。穀類，野菜類，豆類などの植物細胞壁に多く含まれていますが，動物性食品にも含まれています。消化吸収されないのでエネルギー源やからだの構成成分にはなりませんが，次のような働きが注目されています。

食物繊維のことを英語で Dietary Fiber（ダイエタリーファイバー）といいます。

■食物繊維の働き

①腸の有害物質を排せつし，腸内環境を整える

②水溶性の食物繊維は，ブドウ糖やコレステロールの吸収を遅らせる効果があり，糖尿病，高血圧を予防する

③水に溶けない不溶性の食物繊維は，便通をよくし，便秘を防ぐ

④口の中で噛む回数が増えるため，あごの強化や虫歯の予防につながるとともに，食べ過ぎを防止する

食物繊維は重要な働きをすることから「第6の栄養素」とよばれることがあります。

■おもな食物繊維の分類

名　称		多く含む食品
水 溶 性食物繊維	ペクチン	熟した果実
	植物グアガム	樹皮，果樹など
	アルギン酸	海藻
	イヌリン	ごぼう，菊いも
不 溶 性食物繊維	セルロース	野菜，穀類，豆類など
	ヘミセルロース	穀類，豆類，小麦ふすま
	リグニン	ココア，小麦ふすまなど
そ の 他	キチン・キトサン	甲殻類（カニ・エビの殻）

プラスワン

食物繊維の過剰摂取
サプリメントなどによる過剰摂取は，下痢や軟便，ミネラルの吸収阻害などを起こすことがあるので注意する。なお，食物繊維を食品から摂取する場合には過剰摂取の心配は不要とされている。

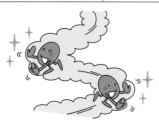

1章

ウエルネス上手になろう

プラスワン

脂質を含む食品
サラダ油，天ぷら油，
バター，マーガリン，
マヨネーズ，肉の脂身，
生クリームなど

コレステロール
肝臓から送り出される
コレステロール
（LDL）が，肝臓へも
どるコレステロール
（HDL）より多くなる
と動脈硬化の原因とな
る。

LDLを「悪玉」，HDL
を「善玉」と呼びます
が，どちらもコレステ
ロールなのです。

EPA，DHAいずれも
サンマ，イワシ，サバ，
マグロなどの青背魚に
多く含まれています。

3 脂質

> 脂質は，エネルギー源になるとともに，からだを
> 構成する成分にもなる。

　脂質には，油脂（中性脂肪），リン脂質，コレステ
ロールなどがあり，食品に含まれる脂質のほとんどは
油脂です。油脂はエネルギー源となって，1g当たり
9kcalを生み出します。利用されなかった中性脂肪
は体脂肪として蓄えられ，内臓を保護したり体熱の発
散を防いだりします。

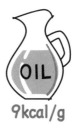

OIL
9kcal/g

　コレステロールは細胞膜の構成成分であり，胆汁や
ホルモンの生成などに欠かせませんが，増えすぎると
動脈硬化の原因となります。

　脂質を構成している脂肪酸には，飽和脂肪酸と不飽
和脂肪酸があります。このうち，飽和脂肪酸はコレス
テロールを増加させるといわれています。一方，不飽
和脂肪酸のうち，一価不飽和脂肪酸に含まれるオレイ
ン酸はLDLコレステロールを減らすとされています。
また，n-3系不飽和脂肪酸であるEPA（エイコサペ
ンタエン酸）は血流をよくして動脈硬化を予防する効
果があるとされ，DHA（ドコサヘキサエン酸）は，
認知症予防を期待できるとされています。EPA，
DHAはサンマやイワシ，サバ，マグロなどの青背魚
に含まれています。

脂質が含まれている食品としてマーガリンやショートニングがあります。これらがつくられる過程で発生する脂肪酸として，トランス脂肪酸があります。

日本人の場合，問題になるほど摂取している人は少ないとされていますが，多量に摂取すると心臓病のリスクが高まるとされています。WHO（世界保健機関）では，1日の摂取量を総エネルギー量の1％未満にするよう勧告しています。わが国の場合，0.6％程度の摂取とされています。

摂取に注意が必要な脂質ですが，不足すると疲労しやすくなる，免疫力が低下して病気にかかりやすくなる，脂溶性ビタミンの吸収が悪くなり体の調子が悪くなるなどの影響がみられることがあります。

トランス脂肪酸は，マーガリンやショートニングを使用してつくられたクッキー，ケーキ，ドーナツなどにも含まれています。

4 たんぱく質

筋肉や血液，内臓など，私たちのからだの多くの部分はたんぱく質でできている。

たんぱく質はアミノ酸が多数結合したものであり，筋肉，内臓，皮膚，つめ，歯，毛髪，血液，ホルモンなどの材料になります。たんぱく質を構成するアミノ酸は20種類ありますが，そのうちの9種類は体内で合成できないため，体外から摂取しなければなりません。これを必須アミノ酸といいます。

たんぱく質はビタミンやミネラルと同じく，からだの調子を整える働きもします。また，1g当たり4kcalのエネルギーを生み出しますが，これは糖質と脂質の摂取量が少ないときに利用されます。たんぱく質は，エネルギー源となることを第一の目的に摂取するものではありません。

プラスワン

たんぱく質の成分元素
たんぱく質は，炭水化物や脂質とは異なり，炭素，水素および酸素のほかに窒素（重量比で16％程度）を含む。
たんぱく質を含む食品
肉類，魚類，卵，牛乳，乳製品，だいず（豆腐，納豆）など
必須アミノ酸
①バリン，②ロイシン，③イソロイシン，④スレオニン，⑤リジン，⑥ヒスチジン，⑦メチオニン，⑧フェニールアラニン，⑨トリプトファンの9種類をいう。
※ヒスチジンは，成人になると必要に応じて体内で合成される。

4 kcal/g

　たんぱく質が不足すると，鉄と結合してつくられる血液中のヘモグロビンが減少します。このため，血液によって全身に運ばれる鉄の量が減少し，鉄欠乏性貧血の原因になります。また，成長期の子どもの場合，十分に成長できなくなることもあります。

　たんぱく質には，低温，加熱，酸によって凝固するという性質があります。ゼリーや煮こごり，卵料理，ヨーグルトなどはこの性質を利用しています。

チェック＆テスト

キーポイント			できたらチェック ☑
3大栄養素	☐	1	炭水化物・脂質・ビタミンの3つを3大栄養素という。
炭水化物	☐	2	糖質は1日に摂取する総エネルギーの50〜60％を占めるエネルギー源であるが，脂質やたんぱく質と比べて即効性がない。
	☐	3	すぐに利用されない糖質は，肝臓などでグリコーゲンや脂肪として蓄えられる。
脂質	☐	4	脂質1gが生み出すエネルギー量は，糖質やたんぱく質と比べると低い。
たんぱく質	☐	5	たんぱく質はアミノ酸が多数結合したものであり，筋肉，血液，ホルモンなどをつくる材料になる。
	☐	6	たんぱく質は，運動や重労働など大量のエネルギーを必要とする際に摂取するのに適した栄養素といえる。

解答 1. × ビタミンではなく，たんぱく質／2. × 消化吸収が速く，即効性があるといえる／3. ○／4. × 脂質は1g当たり9kcal生み出す。糖質とたんぱく質はともに1g当たり4kcal／5. ○／6. × たんぱく質は糖質と脂質の摂取量が少ないときのエネルギー源。即効性のある糖質を摂取すべき

ビタミン

頻出度

脂溶性ビタミンはA，D，E，Kの4種類。水溶性ビタミンはB群とCの9種類。これら13種類のビタミンについて，その特性を学習します。欠乏症だけでなく，過剰症があることにも注意しましょう。

1 ビタミンとは

 ビタミンは，生理作用の調整（からだの調子を整える働き）をする。

ビタミンは，からだの発育や活動を正常に機能させるための潤滑油として働く栄養素です。ほかの栄養素の働きを高める役割も果たします。微量で働くことが特徴ですが，偏った食生活を続けるとビタミン不足になるので気をつけましょう。種類によっては過剰症にも注意が必要です。

なお，ビタミンはエネルギー源やからだを構成する成分にはなりません。

2 ビタミンの種類

 ビタミンには，脂溶性ビタミンと水溶性ビタミンとがある。

（1）脂溶性ビタミン（ビタミンA，D，E，K）

脂に溶けやすいビタミン。過剰に摂取すると過剰症を引き起こします。

ビタミンAには，動物性食品にビタミンAとして含まれているレチノールと，植物性食品に含まれ，体内でビタミンAに変化するβ-カロテンがあります。

ビタミンは微量で働く
成人の1日に摂るべき摂取量が最も多いのはビタミンCで0.1g。逆に，最も少ないビタミンB$_{12}$になると0.0000024gである。

 用 語
過剰症
過剰摂取による副作用のこと。

脂溶性ビタミンは4つDAKE（ダケ）と覚えましょう。

体内でビタミンAに変化する物質は，プロビタミンA
と呼ばれます。

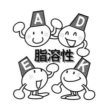

■脂溶性ビタミンの種類と特性

種　類		おもな作用	多く含む食品	おもな欠乏症
脂溶性ビタミン	A	・視力や目の角膜を正常に保つ ・発育や成長を促進する	レバー，うなぎ，バター，緑黄色野菜など	夜盲症，角膜や皮膚の乾燥，発育不全
	D	・カルシウムの吸収を助ける ・骨や歯を健康に保つ	カツオ，マグロ，イワシ，サケ，きのこ類など	骨粗しょう症，骨や歯の発育不全
	E	・がんや老化を防止する ・生殖機能の正常化に関係する	アーモンド，ひまわり油，コーン油，胚芽など	溶血性貧血，不妊
	K	・血液を凝固させる	納豆，ひじきなど	頭蓋内出血，血が止まりにくくなる

用語

ビタミンB群
ビタミンB$_1$，B$_2$，B$_6$，B$_{12}$，ナイアシン，葉酸，パントテン酸，ビオチンの8種類。

(2) 水溶性ビタミン（ビタミンB群およびC）

水に溶けやすいビタミン。過剰に摂取しても体内に
蓄積されず，尿といっしょに排せつされます。

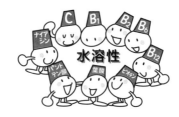

■水溶性ビタミンの種類と特性

種　類		おもな作用	多く含む食品	おもな欠乏症
水溶性ビタミン	C	・コラーゲンの生成を助ける ・コレステロール値を下げる	果実，野菜，いも類など	疲労感，脱力感，皮下出血，壊血症
	B$_1$	・糖質をエネルギーに変える ・食欲を増進させる	豚肉，豆類など	脚気，食欲不振

水溶性ビタミン	B₂	・皮膚や粘膜を健康に保つ ・栄養素の代謝を助ける	レバー, アーモンド, 卵, うなぎなど	口角炎, 口内炎, 口唇炎, 皮膚炎, 発育不良
	B₆	・アミノ酸の代謝を促進する ・皮膚を健康に保つ	マグロ, サケ, 牛レバーなど	皮膚炎, 口内炎, 貧血
	B₁₂	・赤血球の生成を助ける ・貧血の防止	しじみ, 鶏レバー, たらこなど	悪性貧血
	ナイアシン	・栄養素の代謝を助ける ・脳神経の働きを助ける	レバー, カツオ, サバ, 豆類など	皮膚炎, 神経症状
	葉酸	・造血作用に関係する ・皮膚を健康に保つ	レバー, 肉類, 卵など	貧血
	パントテン酸	・糖質や脂質を分解する	レバー, 納豆など	成長不良, 副腎機能の低下
	ビオチン	・皮膚を健康に保つ ・白髪や脱毛を防ぐ	レバー, イワシなど	皮膚炎, 筋肉痛

1章　ウエルネス上手になろう

3　ビタミンの摂取

 ビタミンは, 必要量を体内で合成できない。

　ビタミンはごく微量で作用しますが, 人の体内ではビタミンを合成できない（合成されても十分な量ではない）ため, 食物から摂取しなければなりません。

　最近は, ビタミン剤が薬局やコンビニエンスストアなどでサプリメントとして売られています。サプリメントは, 本来, 不足しがちな栄養素を補うためのものとして発売されました。しかし, 食事から栄養素を摂取することが面倒だからとサプリメントに頼りきっている人もみられます。

　サプリメントは薬品ではありませんが, 種類によっては, 過剰症を引き起こすこともあります。そのため, 「日本人の食事摂取基準」では耐容上限量を設定している栄養素があります。

ビタミンの種類によっては過剰症を引き起こします。ビタミン剤の過剰摂取には十分気をつけましょう。

　　　　サプリメントの正しい利用方法としては，次の3つ
のポイントがあります。

■サプリメント摂取3つのポイント

①購入前に，本当に必要かをしっかり検討する
②服用中の薬がある場合は，飲み合わせを確認する
③いっしょに生活習慣や食生活の見直しも行う

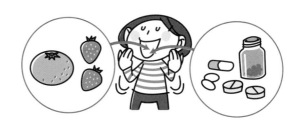

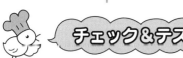

チェック&テスト

キーポイント		できたらチェック ☑
ビタミンとは	☐ 1	ビタミンは，ごく微量でからだの調子を整える働きをする。
	☐ 2	ビタミン不足はよくないが，摂りすぎることには問題がない。
ビタミンの種類	☐ 3	ビタミンには，脂溶性ビタミンと水溶性ビタミンの区別がある。
ビタミンの特性	☐ 4	ビタミンは，植物性食品には豊富に含まれているが，動物性食品からの摂取はほとんどない。
	☐ 5	ビタミンCは脂に溶けやすいので，油脂といっしょに摂取すると吸収率が高まる。
	☐ 6	ビタミンEには，目の角膜を正常に保つという働きがある。
	☐ 7	カルシウムの吸収を助けるのは，ビタミンDの働きである。

解答 1.○／2.× ビタミンの種類によっては過剰症を引き起こすものもある／3.○／4.× 動物性食品にも豊富に含まれている／5.× ビタミンCは水溶性ビタミン。脂溶性ではないので脂に溶けやすいという特性はない／6.× ビタミンEではなく，ビタミンAの働き／7.○

ミネラル・水

不足しがちなカルシウムと鉄，過剰摂取しがちなナトリウムとリンのほか，カリウム，マグネシウムも重要です。5大栄養素以外では，水について学習します。

1 ミネラルとは

 ミネラルは，体内で合成できないが，必須の元素。

　からだを構成する元素のうち，炭素，水素，酸素，窒素だけで体重の約95％を占めています。この4種類以外の元素を総称して**ミネラル**（または**無機質**）と呼びます。

　ミネラルは，存在している量によって，**主要無機質**（多量に存在）と**微量無機質**に分類されています。

①**主要無機質**…カルシウム，リン，カリウム，ナトリウム，
　マグネシウム，イオウ，塩素
②**微量無機質**…鉄，亜鉛，マンガン，ヨウ素など

■**おもなミネラルの種類と特性**

種　類	おもな作用	多く含む食品	不足したとき
カルシウム （Ca）	• 骨や歯の構成成分となる • 精神を安定させる • 高血圧症や動脈硬化の予防	小魚，乳製品，海藻，豆類，ゴマなど	• イライラする • 骨粗しょう症 • 筋肉のけいれん
リン （P）	• 骨や歯の構成成分となる • 細胞膜を構成する • エネルギーを蓄える	ワカサギ，煮干し，乳製品など	• 歯槽膿漏 • 骨が弱くなる

種　類	おもな作用	多く含む食品	不足したとき
ナトリウム (Na)	・細胞の浸透圧を維持する ・体液のpHを調整する ・神経の刺激伝達作用	食塩，コンソメスープの素，みそ，しょうゆなど	・血圧が下がる ・疲労しやすい
カリウム (K)	・血圧を正常に保つ ・筋肉の動きをよくする	干し柿,インゲン,枝豆，納豆など	・血圧が上がる ・夏バテしやすい
鉄 (Fe)	・成長を促進する ・ヘモグロビンの成分となる ・疲労を防ぐ （たんぱく質やビタミンCと一緒に摂取すると吸収がよくなる）	レバー，ほうれんそう，小松菜など	・貧血 ・集中力や思考力の低下
マグネシウム (Mg)	・体温や血圧を調整する ・精神を安定させる ・心臓の筋肉の動きをよくする	カシューナッツ,アーモンド，落花生など	・イライラしやすい ・不整脈を起こしやすい
亜鉛 (Zn)	・味覚や嗅覚を正常に保つ ・コラーゲンの合成に関わる	カキ，ホタテ貝,レバーなど	・味覚障害 ・髪が抜けやすくなる
ヨウ素 (I)	・甲状腺ホルモンの構成成分 ・発育を促進する	海藻類，魚介類など	・甲状腺腫 ・発育不良
イオウ (S)	・たんぱく質の構成要素になる ・皮膚，つめ，髪を健康にする	卵，チーズなど	・皮膚炎 ・つめがもろくなる
マンガン (Mn)	・骨の形成に不可欠 ・生殖機能の維持	玄米,アーモンド,だいずなど	・骨の発育不全 ・生殖能力の低下

2 ミネラルの働き

 ミネラルは，生理機能の調整（からだの調子を整える）だけでなく，からだの構成成分にもなる。

　ミネラルには大きく分けて2つの働きがあります。

（1）生理機能を調整する（からだの調子を整える）

　生理機能の調整をしたり，酵素の働きを助けたりします。

（2）からだの構成成分になる

　骨や歯，血液，筋肉，臓器などの成分になります。

3　ミネラルの摂取

 ナトリウムとリンは過剰摂取になりがち。逆に，カルシウムと鉄の摂取は不足しがちである。

　ミネラルは微量で作用し，それぞれが重要な機能を果たします。しかし，人間の体内では合成できないため，食物から摂取する必要があります。

　ミネラルはさまざまな食物に含まれていますが，欠乏症による影響だけでなく，過剰症（過剰摂取による副作用）にも注意しましょう。

　特に日本人の場合は，鉄（Fe）とカルシウム（Ca）の摂取不足が指摘されています。鉄の不足は貧血を招きやすく，また，カルシウムが不足するとイライラしたり，骨がもろくなったりする原因になります。

　逆に，ナトリウム（Na）とリン（P）は過剰摂取になりがちです。ナトリウムは高血圧症を引き起こしやすく，ナトリウムを含む食塩の摂取目標量は1日男性7.5g未満，女性6.5g未満とされています。また，リンは加工食品に多く含まれており，摂りすぎるとカルシウムの吸収を妨げます。

4　水

 水は栄養素ではないが，生命を維持する重要な要素である。

　栄養素ではありませんが，人間が生きていくうえで欠かせないのが水です。年齢によって異なるものの，成人の体重の約60％を水分が占めます。その10％が失われると健康障害が生じます。また，20％が失われると死亡する危険性が高くなるとされています。

ビタミンは種類によって，ミネラルはほとんどにおいて過剰症があります。

大量の汗をかいた場合
には，排出量が増えて
水分不足となるため，
失われた水分を補給す
る必要があります。

用語

不感蒸泄

発汗以外の皮膚や呼吸
からの水分喪失のこと。

■水のおもな役割

- ・体液として栄養素やホルモンを運ぶ
- ・細胞の柔軟性を保つ
- ・体内の老廃物を尿として排せつする
- ・体液のpH（酸性・アルカリ性）を調整する
- ・体温調整

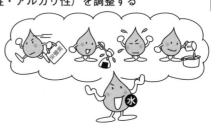

　　人間が必要としている1日当たりの水分量は，約
2,300㎖です。

■水分の摂取量と排泄量

摂取水分	飲料水・食物⇒約2,000㎖ 呼吸代謝の際の代謝水⇒約300㎖
排泄水分	尿や便⇒約1,300㎖ 不感蒸泄⇒約1,000㎖

 チェック&テスト

キーポイント			できたらチェック ☑
ミネラルとは	☐	1	ミネラルは微量で作用し，人の体内でも合成することができる。
ミネラルの特性	☐	2	イライラしやすい場合はカルシウム不足の可能性があるので，小魚や乳製品を摂ることもひとつの解決策といえる。
ミネラルの摂取	☐	3	日本人はカルシウムと鉄の必要量は摂取できており，過剰摂取に注意する必要があるといわれている。
	☐	4	ナトリウムとリンは，摂取不足になりがちなミネラルである。
水	☐	5	水には栄養素としての働きはないが，栄養素の運搬などの役割を担っている。

解答 1.× ミネラルは体内では合成できない／2.○／3.× カルシウムと鉄は摂取不足が指摘されている／4.× 摂取不足ではなく，過剰摂取になりがちである／5.○

Lesson 8 食事と病気予防

高血圧症や動脈硬化など，おもな病気とそれに対する食事上の注意点を学習します。食事は病気の治癒を目的とするものではないこと，また，病気を引き起こす原因にもなることを理解しましょう。

頻出度 **A**

1 食事と病気の関係

 食事は病気の予防や治療の助けになるが，病気の原因になる場合もある。

健全な食生活によって病気になりにくい体質に改善したり，自然治癒力を高めたりすることはできます。しかし「この食物は○○に効く」などと，まるで薬のようにとらえ，同じ食物を食べ続けても病気を治癒させることはできません。

逆に，食事が病気につながることもあります。たとえば，糖尿病や高血圧症の人に高たんぱく高カロリーの食事を与え続けると病気を悪化させてしまいますし，健康な人でも生活習慣病を引き起こす原因となります。

食事は病気の予防や治療の助けにはなるが，病気の原因にもなることを十分認識しておきましょう。

2 おもな病気と食事上の注意点

 高血圧症の人は塩分，脂質異常症の人はコレステロールの多い食品,糖尿病の人は甘いものを控える。

最近は過度のストレスが原因で病気になってしまうことも問題となっていますが，ここでは食事に注目し

 プラスワン

フードファディズム
食物や栄養が健康または病気に与える影響を過大に信じてしまうこと。

 プラスワン

ストレスと病気
ストレスとは外部刺激に対して心身が順応しようとする反応である。適度なストレスは生活に充実感を持たせるが，過度のストレスは神経系や内分泌系のバランスを崩し，心疾患，胃・十二指腸潰瘍，がんなどの要因になるといわれている。

生活習慣病

⮕ P.22参照

て，おもな病気と食事上の注意点をまとめておきましょう。特に高血圧症，脂質異常症，糖尿病，肥満症の4つの生活習慣病は，**死の四重奏**とも呼ばれます。

■**おもな病気と食事上の注意点**

病名	病気の説明	食事上のおもな注意点
胃潰瘍・十二指腸潰瘍	胃や十二指腸の内壁が胃酸によって消化され，潰瘍が生じること	①刺激のある食品（香辛料・かんきつ類・アルコール・カフェイン・炭酸飲料など）を控える ②消化の良い食品や調理法を選ぶ ③極端に冷たいものや熱いものは避ける ④たんぱく質，ビタミン，ミネラルを十分に摂る
胆石症	肝臓でつくられた胆汁の成分が固まり，胆道（胆汁の通り道）で石になること	①脂肪やコレステロールの多い食品（肉の脂身・バターなど）を控える ②アルコール類，カフェイン，炭酸飲料，香辛料は控える ③食物繊維を多く摂る
高血圧症	血液量の増大や，末梢血管の抵抗が強くなることで，血圧が異常に高くなること。脳卒中や心不全，心筋梗塞，腎不全などの合併症を招く	①減塩し，ナトリウムの摂取を制限する ②カルシウム，カリウムを積極的に摂る ③たんぱく質が不足しないようにする ④肥満の人は摂取エネルギーを制限し，減量する ⑤食物繊維を摂る ⑥時間をかけてゆっくりと食べる

動脈硬化	動脈壁に脂質がついて厚くなり硬化することによって，血管の内側が狭くなり，血液の循環が悪くなること	①エネルギー摂取を制限する ②うす味にする ③脂肪を摂りすぎないようにする ④コレステロールの多い食品を減らす ⑤内臓類を食べることを控える ⑥甘いものやアルコールを控える
貧血	血液中の赤血球（ヘモグロビン）の濃度が減少して，酸素を運搬する力が低下すること	①鉄の摂取量を増やす ②ビタミンB_{12}と葉酸を摂る ③食事中，コーヒー・紅茶・緑茶は控える ④良質なたんぱく質を摂る ⑤酢とビタミンCを摂る ⑥エネルギーは十分に摂る
糖尿病	膵臓の働きが悪くなることや，インスリンの分泌量が不足することから，血液中のブドウ糖が多くなる（血糖値が高くなる）。 三大合併症（神経障害，網膜症，腎症）を招く	①食事は，規則正しく控えめ（腹八分目）にする ②食物繊維を多く摂る ③塩分を控えめにし，ナトリウム摂取量を制限する ④高たんぱく・高エネルギーの食事は控える ⑤砂糖の使用を控える
脳卒中	脳の細胞が壊れ，障害が起こる疾患の総称。脳の血管が詰まる脳梗塞，脳の血管が破れる脳出血，くも膜下出血の3つに分けられる	①塩分を控えめにし，ナトリウム摂取量を制限する ②コレステロールの多い食品は避ける ③脂肪は，植物性脂肪を摂る（動物性脂肪は避ける）

脳血栓と脳塞栓
脳梗塞には，動脈硬化による血栓が原因の脳血栓と，おもに心臓にできた血栓が脳に至る脳塞栓がある。

高血圧症や動脈硬化は，脳卒中の発症要因となります。

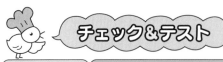

チェック&テスト

キーポイント			できたらチェック ☑
病気の説明	☐	1	胃潰瘍は，胃の内壁が胃酸で消化されて生じる潰瘍である。
	☐	2	胆石症は，胆のうで生成された胆汁の成分が固まって，胆道で石になることである。
	☐	3	動脈硬化とは，血液量の増大や末梢血管の抵抗が強くなることによって，血圧が異常に高くなることをいう。
食事上の注意点	☐	4	脂肪やコレステロールの多い食品を控えることは，胆石症予防につながる。
	☐	5	高血圧症の人は減塩し，カルシウムの摂取を控えるようにする。
	☐	6	動脈硬化を予防するには，エネルギー摂取を制限し，脂肪を摂りすぎないようにする。
	☐	7	貧血の場合，鉄やビタミンB_{12}，葉酸の摂取を心がける。

> **解 答** 1.○／2.× 胆汁は肝臓で生成され胆のうに蓄えられる。胆のうで生成されるのではない／
> 3.× 設問の記述は動脈硬化ではなく，高血圧症の説明／4.○／5.× カルシウムには高血圧症を予防する作用があるので積極的に摂取したほうがよい。摂取を控えるのはナトリウム／6.○／7.○

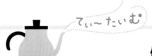

てぃ〜たいむ

健康食品は病気を治すの？

　最近，健康ブームの高まりに伴い，「健康食品」としていろいろな商品が市場に出回っています。しかし，中には広告で宣伝されているとおりの健康上の効果がきちんと実証されていないものもあり，健康の維持増進どころかむしろ悪影響を及ぼすのではないかと心配されています。

　国が機能性の表示を認めている食品（保健機能食品）としては，国が個別に許可した「特定保健用食品（いわゆる「トクホ」）」のほかに，国の規格基準に適合した「栄養機能食品」，届出制の「機能性表示食品」の3種類があります。たとえば，トクホは「コレステロールの吸収を抑える」などと表示でき，栄養機能食品は補給するビタミン・ミネラルの機能を表示できます。しかし，これらも病気を治す効果まで認められたわけではありません。「病気を治す食品」など存在しないのです。

Lesson 9 エネルギー代謝

A 頻出度

エネルギー代謝量には，基礎代謝量，安静時代謝量，運動時代謝量があります。それぞれの意味をよく理解し，特に基礎代謝量の特徴をしっかりと覚えましょう。

1 代謝とは

 エネルギーの摂取と消費を中心に代謝をとらえたのが，エネルギー代謝である。

　食物を摂取することで得た栄養素は，消化酵素などの働きで分解されて，消化・吸収されます。吸収されなかった分は，老廃物となり，口から摂取されてから，24～72時間かけて体外に排せつされます。この過程が代謝です。

■代謝とは

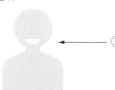

①栄養素を摂取

②消化吸収して体内で活用
・エネルギー源になる
・からだの構成部分になる

③不要物を排出

　エネルギーは，炭水化物，たんぱく質，脂質から産生され，次の3種類があります。

🍳 **プラスワン**

代謝（新陳代謝）
もともと代謝あるいは新陳代謝ということばは，古くなったものが少しずつ新しいものと入れ替わっていくという意味である。

「お肌の新陳代謝」などという場合は，古い細胞が皮膚の表面からはがれ落ちて，新しい細胞と入れ替わることを意味します。

用　語

燃焼

物質が酸素と結びつく酸化という化学反応のうち，本来は炎などが出る場合をいう。体内では炎など出ないが，「栄養素の燃焼」，「脂肪を燃やす」などと表現する。

3大栄養素のエネルギー量

➡ P.34～38参照

> カロリーはエネルギーの単位にすぎませんが，「カロリーの摂りすぎ」などと，一般にはエネルギーと同じ意味に使っています。

プラスワン

アトウォーター係数

食品に含まれる栄養素が燃焼するときに発生する1g当たりのエネルギー量をアトウォーター係数という。

プラスワン

カロリーとジュール

日本ではカロリーが広く使われているが，国際的にはジュール（J）という単位を使っている。1calは，約4.2J。

■エネルギーの種類

①熱エネルギーは体温を保つために使われる

②仕事エネルギーは運動などに活用される

③貯蔵エネルギーは熱エネルギーや仕事エネルギーとして使われた残りのエネルギー。糖質や脂質として体内に蓄えられ，体内でエネルギーが不足したときなどに使われる

　エネルギーを摂取したり消費したりすることを中心に代謝をとらえた場合を**エネルギー代謝**といいます。

　熱エネルギーの量を表す単位には**カロリー（cal）**が使われます。3大栄養素が燃焼することによって生じるエネルギーは，それぞれ1g当たり，糖質で4kcal，脂質で9kcal，たんぱく質で4kcalです。

　食事から摂取する食物のエネルギー量は，**アトウォーター係数**に食品に含まれている栄養素の量をかけることで求められます。

例）ある食品に糖質10g，脂質3g，たんぱく質5gが含まれている場合，この食品のエネルギーは何kcalか。

それぞれの重量（g）×係数（kcal/g）を合計します。

　　①糖質‥‥‥‥‥10（g）× 4（kcal/g）

　　②脂質‥‥‥‥‥ 3（g）× 9（kcal/g）

　　③たんぱく質‥‥ 5（g）× 4（kcal/g）

①＋②＋③

　＝（10×4）＋（3×9）＋（5×4）

　＝ 40＋27＋20 ＝ 87　　　　答え　87kcal

　ただし，実際には食品ごとの吸収率が異なるため，この計算で求めた数値は目安となります。

2　エネルギー代謝量

> エネルギー代謝量は，基礎代謝量，安静時代謝量，運動時代謝量に区別される。

（1）基礎代謝量

　何もせず，ただ横になっている状態において消費されるエネルギー量を基礎代謝量といいます。このような状態でも，生命維持のために最低限のエネルギーが消費されます。

　基礎代謝量には次のような特徴があります。

■基礎代謝量の特徴

①比較するものがまったく同じ条件の場合，体の表面積に比例する
②同じ体重であれば，筋肉量が多い人ほど高い
③女性より男性のほうが高い
④高齢者より若い人のほうが高い
⑤夏より冬のほうが高い
⑥睡眠中は起床時よりも基礎代謝量が下がる
⑦平均的な基礎代謝量は，20歳代男性が1日約1,300〜1,600kcal，20歳代女性が1日約1,100〜1,200kcal

（2）安静時代謝量

　座った姿勢で休息している状態において消費されるエネルギー量を安静時代謝量といいます。基礎代謝量に，座った姿勢を保持するための緊張エネルギー量を加えたものです。

（3）運動時代謝量

　運動時代謝量とは，身体活動のためのエネルギー量を安静時代謝量に加えたものです。

　(1)〜(3)の関係は，次のようになります。

1章

ウエルネス上手になろう

■3つのエネルギー代謝量の関係

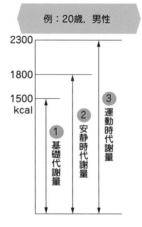

	男性	女性
① 基礎代謝量	1500	1200
② 安静時代謝量	1800	1400
③ 運動時代謝量	2300	2000

例：20歳，男性
20歳，女性

(4) 特異動的作用

　食物を摂取したときに，からだが温かく感じるのは細胞内の酸化が活発になるためです。これを**特異動的作用**といいます。

チェック&テスト

キーポイント			できたらチェック ✅
代謝とは	☐	1	代謝とは，摂取した栄養素を消化吸収して体内で活用し，不要となった物を排出するまでの過程をいう。
栄養素が生み出すエネルギー量	☐	2	燃焼によって生じる1g当たりのエネルギー量は，たんぱく質よりも糖質のほうが大きい。
基礎代謝量	☐	3	座った姿勢で休息している状態において消費されるエネルギー量を基礎代謝量という。
	☐	4	基礎代謝量は一般に，夏のほうが冬よりも高くなる。
	☐	5	基礎代謝量は，体重が同じならば筋肉量の多いほうが高い。
運動時代謝量	☐	6	運動時代謝量は，身体活動のためのエネルギー量を安静時代謝量に加えたものである。

解 答 1.○／2.× 糖質とたんぱく質はどちらも1g当たり4kcal／3.× 設問の記述は基礎代謝量ではなく，安静時代謝量の説明／4.× 基礎代謝量は夏よりも冬のほうが高くなる／5.○／6.○

肥満とダイエット

肥満は体重が重いことよりも，体脂肪が多いことのほうが重要です。
肥満の原因が摂取エネルギーと消費エネルギーに関係していること
から，効果的なダイエットとは何かを考えましょう。

1 肥満とその原因

 肥満の原因は，摂取エネルギーが消費エネルギー
を上回ること。

　肥満とは，体内に脂肪が過剰に増加した状態をいい
ます。一般には，標準体重よりも10%以上重くなる
と軽い肥満とみられます。しかし，筋肉の発達によっ
て体重が重くなった場合は肥満とはいいません。また
逆に，やせているように見えても「隠れ肥満」の場合
もあるので，体重や見た目だけで判断することはでき
ないのです。

　肥満の原因は，摂取エネルギーと消費エネルギーの
関係にあります。

・摂取エネルギー…食物から得られるエネルギー

・消費エネルギー…活動するためのエネルギー

■望ましい状態

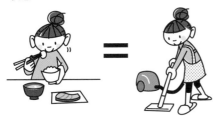

摂取エネルギー　　　消費エネルギー

 プラスワン

体脂肪

体内に蓄えられた脂肪
を体脂肪といい，次の
3種類に分けられる。
①皮下脂肪
②内臓脂肪
③血中脂肪

用 語

隠れ肥満

体重は正常で，見た目
にも太っているように
見えないが，体重に対
して占める脂肪の割合
（体脂肪率）が高い状
態をいう。

摂取エネルギーが消費エネルギーを上回ると，その分が脂肪として体内に蓄えられます。

メタボリックシンドローム

内臓脂肪型肥満（腹囲が男性85cm以上，女性90cm以上）に加えて，高血糖，血圧高値，血清脂質異常のうちのいずれか2つ以上をあわせ持った状態。生活習慣の改善によって予防・改善できるといわれている。

■肥満の原因

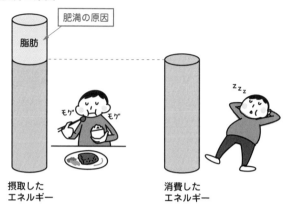

摂取した
エネルギー

消費した
エネルギー

■肥満のタイプ

・皮下脂肪型肥満

下腹部や太ももなどの皮下に脂肪が蓄積するタイプの肥満。体形は洋ナシ型

・内臓脂肪型肥満

内臓の周りに脂肪が蓄積するタイプの肥満。体形はリンゴ型

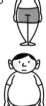

2 ダイエットの失敗例

 食事制限だけに頼るダイエットは，筋肉を減らし，脂肪を増やす結果となる。

　ダイエットの方法にはいろいろあります。基本的には，生活習慣（間食が多い，偏った食事，運動不足など）を改善し，太りにくい体にしていくことを目標として行います。しかし，適切な方法で行わなければ，一時的に体重が減ってもすぐに増えてしまう，体重が減少しにくくなる，逆に体重が増えてしまうなどという状態が見られるようになります。これを**リバウンド**

といいます。

■誤ったダイエットの例

①食事を抜く（または必要以上に食事の量を減らす）

↓

②元気がなくなり，からだを動かさなくなる

↓

③筋肉が落ち，基礎代謝量も減る

↓

④脂肪よりも筋肉のほうが重いので，一時的に体重が減る

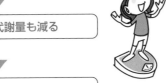

↓

⑤安心して以前のように食べると，からだは飢餓状態を感じているため，栄養素をすぐに脂肪にして蓄えようとする

↓

⑥基礎代謝が減ったため，脂肪が燃えにくい体質になる

↓

⑦脂肪が増えて（リバウンド），また①に戻る

　この繰り返しは，筋肉が減り，そのかわりに脂肪がどんどん増えていくという，やせにくく太りやすい状態で，リバウンドが起きる原因です。

　また，過度な運動や極端な食事制限，偏ったサプリ

拒食症や過食症は極端なダイエットから派生する場合もありますが，食生活だけではなく，こころの面が関係する病気とされています。

🥄プラスワン

拒食症（神経性無食欲症）と過食症（神経性大食症）

極端なダイエットから拒食症に派生する場合がある。むちゃ食いやおう吐など異常な食行動をくり返し，拒食から過食へ移行することが多い。

1章　ウエルネス上手になろう

メントの使用などによって体調不良になることもあるので注意が必要です。

3 **ダイエットの鉄則**

 ダイエットの鉄則は，摂取エネルギーの減少と，消費エネルギーの増加を同時に行うこと。

　肥満を解消するには摂取エネルギーを減らし，消費エネルギーを増やせばよいことがわかります。つまりこれがダイエットの鉄則です。

　そして，急激な減量を目指すのではなく，時間をかけて少しずつ摂取エネルギーを減らし，消費エネルギーを増やすことを目標にします。外出するときには，駅でエスカレーターを使わずに階段を上り下りする，近くならばできるだけ歩くなどのほか，家の中でも意識して動くようにするなど，消費エネルギーを増やす努力をしていくことが重要になります。

　からだを動かすことで筋肉量が増えれば，基礎代謝量が上昇して，運動していないときでも消費エネルギーが増え，やせるサイクルができあがります。

> 体重を減らすことだけにとらわれて食事制限をすると，ダイエットは失敗します。

■正しいダイエット

エネルギー摂取量を減らす
• 早食いをやめ，ゆっくりと，よくかんで食べる
• 間食と夕食の大食いをやめる
• 油脂類を控えめにする
エネルギー消費量を増やす
• 車の使用を控える，電車の中で立つ，階段を使うようにするなど，からだを動かすことを心がける
• 1日に20分以上，運動をする

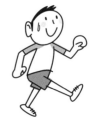

　生活習慣の改善とダイエットをとらえ，常に生活を意識する必要があります。しかし，極端に体重を減らすことにこだわり，無理なダイエットを行うと，からだを壊すことにもなりかねません。

　食事の量を腹八分目程度にしながら，なるべく筋肉を使うようにこころがけて，健康的に太らないからだづくりを目指しましょう。

減量は1か月に2kg以内のペースとするなど，短期間で急激に減量しないことも大切です。

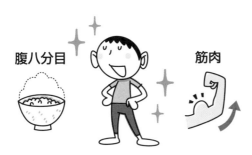

腹八分目　　　　　　　　　筋肉

チェック＆テスト

キーポイント			できたらチェック ☑
肥満とは	☐	1	体重が平均的（標準範囲）であれば，肥満の心配はない。
	☐	2	身長に対して体重が重くても，筋肉の発達による場合は肥満とはいえない。
肥満の原因	☐	3	肥満の原因は，摂取エネルギーが消費エネルギーを上回ることにある。
ダイエット	☐	4	肥満の解消には，食事の回数を減らすなどの食事制限が最も効果的である。
	☐	5	筋肉がつくと体重が増えるので，ダイエットとして筋肉をつける運動は効果的でない。

解答　1.× 体重だけで肥満かどうかは判断できない。「隠れ肥満」の可能性もある／2.○／3.○／4.× 適量の食事に運動を組み合わせる方法が効果的である。食事回数を減らすのはよくない／5.× 筋肉をつけたほうが，基礎代謝量の上昇によって消費エネルギーが増えるので効果的

運　動

運動は，有酸素性運動と無酸素性運動に分けられます。2つの運動の違いが説明できるようになりましょう。また，ダイエットと運動の関係について理解を深めましょう。

1 有酸素性運動と無酸素性運動

 有酸素性運動は脂肪を燃焼させ，無酸素性運動は糖質を分解する。

　運動するときは骨と筋肉を動かします。そのために必要なエネルギーを生み出すとき，体内で酸素を使うものを有酸素性運動，使わないものを無酸素性運動といいます。どちらか一方が優れているということではありません。ダイエットを含めて，健康の維持増進に効果的な運動ができるよう，それぞれの運動の特徴をよく理解しておきましょう。

（1）有酸素性運動（エアロビクス）

　ウォーキングや軽いジョギングなど，比較的弱い力が継続的に筋肉にかかる運動です。有酸素性運動では酸素を使って**体脂肪**を燃焼することによりエネルギーを生み出します。

用語

エアロビクス
有酸素性運動そのものを指すことばだが，エアロビクスダンスと呼ばれる全身を使ったダンス形式の有酸素性運動の略語として使われることもある。

■有酸素性運動

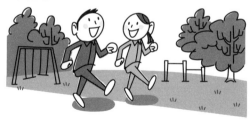

運動開始後20分ほどで皮下脂肪や内臓脂肪が消費されるようになるので，肥満解消のためには20分以上続けると効果的です。

(2) 無酸素性運動（アネロビクス）

短距離走や筋肉トレーニングなど，瞬間的に強い力を必要とする運動です。無酸素性運動では酸素を使わずに，グリコーゲン（糖質）を分解することによってエネルギーを生み出します。脂肪は消費しませんが，筋肉がつくことで基礎代謝量が上がり，肥満の解消にも効果があります。ただし，糖質を分解するときには乳酸という物質が生じます。乳酸が筋肉に蓄積してくると筋肉の収縮が妨げられるので，短い時間しか運動ができません。

無酸素性運動は，無酸素だから息をしない運動という意味ではありません。

■無酸素性運動

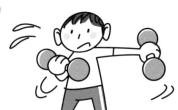

2 運動の効果

 ストレッチングは準備運動だけでなく，整理運動にも取り入れる。

運動の効果をまとめると，次のようになります。

①体脂肪を減らし，筋肉量を増やす

②皮膚，筋肉，骨などを活性化させ，老化を遅らせる

③ストレスを発散させ，免疫力を高める

④からだが軽くなり，行動範囲が広がる

 用 語

ストレッチング

筋肉や関節を引っ張ったり伸ばしたりすることによって，緊張を取り除き，柔らかくする体操をいう。

1章

ウエルネス上手になろう

準備運動にストレッチングを取り入れると，さらに運動の効果が上がります。また，運動後の整理運動としてストレッチングを行うと，筋肉にたまった乳酸の除去を早め，疲れを取るという効果があります。

運動してもその効果は約72時間しかもたないといわれます。3日に1度は運動するのが望ましいでしょう。

■ストレッチング

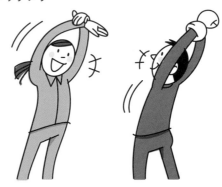

肉体的疲労の場合でもただ安静にするよりはストレッチングを行うほうが，乳酸の除去を早め，疲労回復の効果があります。

チェック&テスト

キーポイント			できたらチェック ☑
有酸素性運動	☐	1	有酸素性運動では，酸素を使って体脂肪を燃焼することによってエネルギーを生み出す。
	☐	2	有酸素性運動は，短距離走や筋肉トレーニングなど瞬間的に強い力を必要とする場合の運動である。
無酸素性運動	☐	3	無酸素性運動では，酸素を使わず，グリコーゲン（糖質）を分解することによってエネルギーを生み出す。
	☐	4	脂肪を分解するときに乳酸という物質が生じ，これが筋肉に蓄積してくると筋肉の収縮が妨げられる。
ストレッチング	☐	5	ストレッチングは準備運動に取り入れるべきであり，整理運動に取り入れても効果がない。

解答 1.○／2.× 設問の記述は有酸素性運動ではなく，無酸素性運動の説明／3.○／4.× 脂肪ではなく，糖質を分解するときに乳酸は生じる／5.× 筋肉にたまった乳酸の除去を早め，疲れを取る効果がある

Lesson 12 休 養

頻出度 C

休養には，消極的休養と積極的休養があります。どのような休養が消極的または積極的休養といえるのか，また，レクリエーションとは何かについて学習します。

1 休養の重要性

> 心と身体を休ませることが健康づくりに役立つ。

「休養」という言葉を分解すると，心と体を休ませ，明日へのエネルギーを養うという意味になります。これまで，わが国では，休養とは疲れた時に体を休める程度のとらえ方で，「健康づくりのための休養」という考え方は重要視されていませんでした。

現代のようなストレスが多い時代には，ストレスが病気の原因になることもあるため，心と体に休養を与えることが健康づくりに役立つといえます。

2 消極的休養と積極的休養

> 睡眠は消極的休養であり，レクリエーションなどは積極的休養である。

栄養，運動，休養は，健康になるための3大要素です。休養には，疲労回復のために「休む」という側面と，明日への活力を「養う」という側面があります。

休養は，消極的休養と積極的休養の2種類に分けられます。

一定の消極的休養をとってからだを休めたら，積極

プラスワン

健康づくりのための休養指針
厚生労働省が策定した指針です。次の13の事項があります。
・早めに気付こう，自分のストレスに
・睡眠は気持ちよい目覚めがバロメーター
・入浴で，からだもこころもリフレッシュ
・旅に出かけて，こころの切り換えを
・休養と仕事のバランスで能率アップと過労防止
・1日30分，自分の時間をみつけよう
・活かそう休暇を，真の休養に
・ゆとりの中に，楽しみや生きがいを
・身近な中にもいこいの大切さ
・食事空間にもバラエティを
・自然とのふれあいで感じよう，健康の息ぶきを

睡眠のほかに，入浴やマッサージ，テレビを観るなども，消極的休養に含まれます。消極的休養は休養の基本です。

的休養をとってリフレッシュするなど，2つの休養のバランスを考えて，効果的に休養をとりましょう。そのうえで，規則正しい生活をおくることが大切です。

(1) 消極的休養

休養の基本であり，睡眠や，ただ何もせずゴロゴロするなど，身体活動を伴わない安静な状態での休養をいいます。

■消極的休養

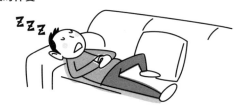

(2) 積極的休養

ストレッチングをしたり，レクリエーションに参加したりするなど，積極的に身体活動を行う休養をいいます。普段の仕事などとは異なる活動を行うことで，疲労回復を図ります。

肉体的な疲労に加え，精神的なストレスなどが疲労の大きな要因となっている現代社会では，消極的休養だけではリフレッシュが難しいといわれます。そのため，積極的休養という考え方が重視されるようになりました。

■積極的休養

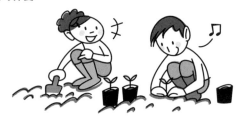

3 レクリエーション

 レクリエーションとは，余暇に行われる主体的で楽しい活動をいう。

レクリエーションは，自由な時間（余暇）に自主的に行われる活動で，個人にとって価値があり，仲間や社会にとっても意味のある活動といわれます。

次のような特色があります。

①余暇に行われる活動

②生存に必須ではない活動

③自主的に行われる活動（強制されない）

④価値や意味のある活動

⑤楽しい活動

レクリエーションは，疲労回復や心身の健康づくりに役立つばかりか，生活の質の向上に直接結びつきます。高齢化が進むこの社会で，退職後の長い自由時間をいかに主体的に楽しく過ごせるかは，だれにとっても大切な問題です。失われた活力を回復し，より良い生活を送るために，私たちはレクリエーションの持つ意味を十分認識する必要があります。

4 ストレスの解消

 精神的疲労と肉体的疲労とでは，対処の仕方が異なる。

（1）ストレスチェック

近年，過重労働や社会環境などからストレスを受け，それがさまざまな病気を発症するきっかけとなることが問題視されています。ある程度のストレスは，人間が生きていくうえで必要とされますが，過度のストレ

プラスワン

レクリエーションの語源

re-は「再び」を表し，createは「つくる」という意味で，失われた活力を「再びつくり直す」「回復する」という意味である。

1章

ウエルネス上手になろう

ストレスと病気

➡ P.47参照

スは心身のバランスを維持している自律神経に悪影響を与えるとされています。

労働者のストレスに対応するため，2015（平成27）年から，「労働安全衛生法」に基づいて労働者が50人以上の事業所においては，すべての労働者に対し毎年1回ストレスチェックを実施することが義務づけられています。

ストレスチェックテストは，自分自身で評価票に記入してストレスの状態を把握します。それによって，ストレスを溜めないように対処したり，医師からアドバイスをもらう，仕事を軽減するなど，メンタルヘルスの不調の予防策を講じます。

(2) ストレスの対処法

疲労には，精神的疲労と肉体的疲労があり，それぞれに対処の仕方が異なります。

①精神的疲労

精神的疲労には，体操，ウォーキング，ジョギングなどの身体活動を伴った活動を中心に行うことが効果的です。仲の良い友達などとコミュニケーションをとりながら行うと有効です。また，音楽や美術の鑑賞も疲労回復に効果があります。

②肉体的疲労

肉体的疲労には，からだをゆっくりと休めるために睡眠を十分にとることが必要です。入浴，リラクゼーション，ストレッチング，マッサージ，軽めの体操やジョギング，ウォーキングなどを行うことが有効です。

プラスワン

効果的な休養の取り方
精神的疲労が多い人は，からだを動かすことが疲労回復のために効果的である。逆に，ふだん肉体労働をしている人は，映画鑑賞や音楽鑑賞，読書などが効果的といえる。

チェック&テスト

キーポイント			できたらチェック ☑
休養	☐	1	休養とは，疲れたから休むだけでなく，健康になるために休むという意味もある。
消極的休養	☐	2	消極的休養とは，身体活動を伴わない安静な状態での休養をいう。
積極的休養	☐	3	ストレッチングをしたり，レクリエーションに参加したりすることは，積極的休養に含まれる。
	☐	4	睡眠を十分とることは，積極的休養といえる。
レクリエーション	☐	5	レクリエーションは，余暇に主体的に行う活動であり，強制されるものではない。
	☐	6	レクリエーションは，若い世代にとっては重要だが，高齢者には関係がない。
ストレス解消	☐	7	労働者が10人以上の事業所には，毎年1回ストレスチェックの実施が義務づけられている。
	☐	8	音楽や美術観賞は，疲労回復策とはならない。

解答 1.○／2.○／3.○／4.× 睡眠は消極的休養の代表／5.○／6.× 高齢者にとっても，生活の質の向上に直接結びつくものであり，重要である／7.×「労働安全衛生法」で実施が義務づけられているのは，労働者50人以上の事業所である／8.× 精神的疲労を回復させる効果がある

てぃ〜たいむ

レクリエーションって，「バスレク」のこと？

　レクリエーションといえば，修学旅行のバスの中でやっていたクイズやビンゴゲームのような，いわゆる「バスレク」を思い出しませんか？もう少し先輩世代のみなさんならば，学校のホームルームでたまにやった「お楽しみ会」だとか…。

　レクリエーションとは楽しい活動。しかし，カラオケやゲーム，スポーツだけではありません。その原点は「生活を楽しむ」ことにあります。たとえば，手作りの料理で家族や仲間と楽しく食事をしたり，ちょっとおしゃれをしてみたり，花を飾って部屋の雰囲気を変えてみたりするなど，生活を楽しむくふうから日常的なレクリエーションはいくらでも見つけることができるでしょう。

2章

もてなし上手になろう
（食文化と食習慣）

Lesson 1

日本料理と世界の料理

A 頻出度

懐石料理，精進料理など，日本料理にはいろいろな種類があります。椀盛りや焼き物などの盛りつけ方も重要です。世界の料理に関しては，日本料理との違いに注目しましょう。

1 日本料理の基本

> 会席料理は宴会で出されるお酒を楽しむ席の料理，懐石料理は茶の湯の席で出される食事。

　四季折々の豊かな食材に恵まれた日本の料理は，素材そのものの風味を引き出す味つけと，季節感を大切にした見た目に美しい盛りつけを特徴とします。

(1) 日本料理の種類

プラスワン

割烹とは

「割」は包丁で材料を切ること，「烹」は火で煮ること。現在は日本料理そのものを表す言葉として使われている。

「懐石」とは，温めた石を懐に入れて空腹をしのぐのと同じぐらい質素な料理という意味です。「卓袱」は中国風の食卓を覆う布のことです。

本膳料理	日本料理の正式な膳立て。室町時代の武家社会で確立し，江戸時代に発展した。配膳に厳格な作法がある。略式の本膳料理を袱紗料理という
会席料理	袱紗料理をもとにして，江戸時代，お酒を楽しむ宴会向けの料理として普及した。現在でも，会合や接待で出される宴席料理を指す
懐石料理	茶の湯の席で，お茶を飲む前に出される簡素な食事のこと。会席と区別して茶懐石とも呼ぶ
精進料理	殺生を禁じる仏教の教えに基づき，肉・魚を使わず，野菜や豆類などを中心としてつくられる料理。現在も仏事の席で出されることが多い
卓袱料理	中国の影響を受けた長崎の郷土料理。大皿に盛りつけた料理を取り分けて食べる

(2) 日本料理の献立の基本

　ご飯と汁物のほかに，3種類のおかずを組み合わせた一汁三菜が献立の基本とされます。三菜は「焼き物」「椀盛り（煮物）」「向付」の3つが一般的です。

■一汁三菜

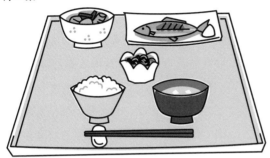

(3) 日本料理の盛りつけの基本

　平たい皿に盛りつけるときは，山と谷をつくって立体感を出します。奥ほど高く，手前を低くする盛り方を山水盛り（山水の法則）といいます。また，深めの鉢などの場合はこんもりと中高に盛るのが基本です。

焼き物	切り身の場合は皮を向こう側にして中央に盛りつける。尾頭付きの場合は腹を手前にし，頭が左側になるように盛りつける（かしらひだり）。あしらいは，魚の手前に添えるようにする **あしらい**
椀盛り（煮物）	煮物が椀の内側面につかないように，余裕をみて中央にこんもりと盛る。汁を少なめにはり，天盛りを添えて，見た目を引き立たせる **天盛り**
ご飯	器の大きさに対して多すぎず少なすぎず，ご飯粒が立つようにこんもりと盛る

 用語

向付
手前のご飯や汁物に対して向こう側に置かれる器のこと。酢の物やなます，刺身など。

2章　もてなし上手になろう

温かい料理は温かく，冷たい料理は冷たく食べられるように，料理の出来上がり時間に合わせて，あらかじめ器を温めたり冷やしたりしておくとよいです。

プラスワン

日本料理に添えるもの
①あしらい
器に盛った料理を引き立てるため，手前に添えるもの
②天盛り
煮物や酢の物を盛りつけた上にのせて，香りや彩りを添えたり味を引き立てるもの
③つま
刺身に香りや彩りを添える野菜や海藻のこと

2 世界の料理

 素材の味を生かした日本料理とは異なり，調理によって濃厚な味つけをするものが多い。

(1) 中国料理

　中国は国土が広いため，地域によって多種多様な食材があり，料理もさまざまなものがあります。また，薬食同源という考え方があり，食物は薬と同じように，生命を養い，健康を保つ源であるとされています。

　皮や骨など，捨てられることが多い部位も無駄なく使うこと，油で炒めたり，揚げたりする料理が多いことが特徴といえます。また，大皿に盛った料理を取り分けて食べるのが一般的です。

■中国料理（四大料理）の地域別特色

北方系 （北京料理）	豚，鴨，鯉などの全形料理（姿のまま調理する），濃いめの味つけ。小麦粉を用いた麺，饅頭，包子，北京ダック，羊肉のしゃぶしゃぶなどが有名
東方系 （上海料理）	「魚米之郷」とよばれ，豊富な魚介類や米を用いた料理が多い。上海ガニの蒸し物，豚ばら肉の角煮などが有名
西方系 （四川料理）	唐辛子やにんにくを使ったスパイシーな味付けが特徴。肉，川魚，野菜の料理が多い。麻婆豆腐，回鍋肉，担担麺，棒棒鶏，ザーサイなどが有名
南方系 （広東料理）	「食在広州」とよばれるほど山海の食材に恵まれている。飲茶，酢豚，焼き豚などが有名

(2) 西洋料理

　代表的な料理はフランス料理です。宮廷料理として発達しましたが，それは家庭料理にも影響を与え，地域ごとの料理が発展しました。香辛料やワインなどが多く用いられ，ソースの種類が豊富です。

プラスワン

各国の代表的な料理
・インドネシア
　ナシゴレン
・メキシコ
　タコス
・スペイン
　パエリヤ
・ドイツ
　ザワークラウト

点心（軽食・菓子類）を食べながらお茶を飲む簡単な食事のことを「飲茶」といいます。

■フランス料理の地域別特色

プロバンス地方	地中海に面した地域で，魚介類を使った料理が多い。イタリアの影響を受けてにんにくやオリーブ油を多用する。ブイヤベースが有名
ブルゴーニュ地方	フランスの中央部に近く，ブドウの産地。ワインを活かした調理法が特徴で，肉料理を中心に発達。ビーフシチューが有名
イル・ド・フランス地方	パリ周辺の地域。鹿，きじ，うさぎなどのジビエ料理が有名
ノルマンディー地方	英仏海峡に面した地域。羊肉を使った料理が有名。カマンベールチーズやカルバドス（リンゴを原料としたブランデー）が特産品
ブルターニュ地方	北西部の海岸地域で，魚介類を使った料理が多い。牡蠣の産地のため，牡蠣料理が有名。クレープも有名
アルザス地方	ドイツに隣接した山岳地域。ドイツの領土になった時期もあり，ドイツ料理に似た料理がある。ドイツのザワークラウトと同じキャベツの酢漬けやそれを使ったシュークルート・ガルニ，塩漬け豚肉なども有名
ボルドー地方	ブルゴーニュ地方に並ぶワインの産地。赤ワインを使った煮込み料理が有名

（3）エスニック料理

　タイやインドネシアなどの東南アジア，メキシコなど中南米，トルコなどの中東の料理をいいます。

　「エスニック料理」とは，民族料理という意味ですが，一般的には特定の地域や民族の料理を指しています。

トルコ	ケバブ（羊や鶏の焼き肉），ムサッカ（ひき肉料理），ドンドゥルマ（アイスクリーム）など
タイ	パクチーなどの香味野菜や香辛料を多用する。トムヤムクン（エビ入りスープ）が有名

2章

もてなし上手になろう

（4）各国の代表的な料理

イタリア	パスタ料理，ピザ，リゾット
スペイン	パエリヤ，ガスパッチョ
ドイツ	ソーセージ，ザワークラウト（キャベツの酢漬け）
イギリス	フィッシュアンドチップス，ローストビーフ，サンドイッチ
ロシア	ボルシチ，ビーフストロガノフ，ピロシキ
アメリカ	ハンバーガー，ホットドッグ，クラムチャウダー
インド	タンドリーチキン，ナン，チャパティー，マサラティー，ラッシー
韓国	ビビンバ，サムゲタン，キムチ，プルコギ

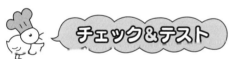

チェック＆テスト

キーポイント	できたらチェック ☑	
日本料理の種類	☐ 1	懐石料理とは，酒を楽しむ宴会の席に出る料理をいう。
	☐ 2	肉と魚を使わず，野菜や豆類などの材料を中心につくられる料理を，精進料理という。
盛りつけの基本	☐ 3	尾頭付きの魚は，頭が右側になるよう盛りつけるのが基本である。
	☐ 4	煮物や酢の物などの上にのせ，香りや彩りを添えるものを「天盛り」という。
日本料理と世界の料理	☐ 5	中国料理には油で炒めたり揚げたりする料理が多く，大皿に盛りつけたものを取り分けて食べるのが一般的である。
	☐ 6	西洋料理の特徴は，季節感や色彩を重視し，素材そのものの風味を生かす調理法にある。

解 答 1.× 設問の記述は懐石料理ではなく，会席料理／2.○／3.× 頭が左側になるように盛りつけるのが基本／4.○／5.○／6.× 設問の記述は西洋料理ではなく，日本料理の特徴

行事と料理

頻出度

行事や祝いごとのある特別な日（ハレ）には，どのような行事食が
つくられるのか。また，子どもの成長や長寿の祝いごとにはどのよ
うな意味があるのかについて学びます。

1 行事食

> 節句の日につくる特別な料理を，節供という。

(1) ハレとケ

日々の暮らしは，日常と特別な日に分けることがで
きます。わが国では，日常的な日々や弔事などがある
日を「ケ」，行事や祝いごとのある特別な日を「ハレ」
と呼んで区別してきました。最近では，「ケ」と「ハレ」
の日の食事の区別があいまいになっていますが，本来
は，明確に区別されていました。

「ハレ」の日は，日常（ケ）の食事と異なり，特別
な料理を作り，家族や親類，知人とともに食事をしま
す。これを行事食といいます。

「ハレ」の日の料理として餅があります。餅は，季
節に関係なく，出産や誕生日などの祝い，祭り，節句
などの行事の際に食べられてきました。正月の鏡餅，
ひな祭りの菱餅，こどもの日の柏餅などにその名残を
みることができます。また，餅と同じように酒も，神
に供える神聖なものとされてきました。

(2) 節句の料理

季節の変わり目となる日を節句といい，特別な料理

プラスワン

春の七草

せり，なずな，ごぎょう（ははこぐさ），はこべら（はこべ），ほとけのざ（たんぽぽ），すずな（かぶ），すずしろ（だいこん）

秋の七草

はぎ，おばな（すすき），ききょう，なでしこ，おみなえし，くず，ふじばかま

（「節供」という）をつくって祝います。節句のうち，次の5つを特に五節句といいます。

■五節句の節供

節句	月 日	節句の別名	料 理（節供）
人日 じんじつ	1月7日	七草の節句 ななくさ	七草がゆ
上巳 じょうし	3月3日	ひな祭り 桃の節句	散らしずし，ハマグリの吸い物，菱餅， 桜餅，白酒
端午 たんご	5月5日	菖蒲の節句 こどもの日	かしわ餅，ちまき
七夕 たなばた	7月7日	七夕祭り 笹の節句	そうめん，ウリ類
重陽 ちょうよう	9月9日	菊の節句	手巻きずし，菊酒， 菊ずし，栗飯

　五節句以外の年中行事でもさまざまな料理がつくられます。

　行事自体も地域によって異なるように，正月の雑煮の食材や味つけが地域によって独特なものもあります。しかし，餅や酒，赤飯，そばなどが供えられ，振る舞われることが多いようです。

■その他の年中行事と料理

行事	月日	行事の内容〔料理〕
お正月	1月 1～3日	門松，注連縄，鏡餅を飾り新年を祝う〔おせち料理，お屠蘇，雑煮〕
鏡開き	1月11日	神仏に供えた鏡餅を下げ，雑煮などに入れる〔雑煮，鏡餅を入れたあずき汁粉〕
節分	2月3日 または4日	ひいらぎの枝にいわしの頭を刺して門口に立て，邪気を払う 〔煎り大豆，恵方巻き〕

プラスワン

三つ肴

正月の祝いに欠かせない3種類の料理。数の子，黒豆のほか，関東では田作り，関西ではたたきごぼう。

春の お彼岸	3月22日 ごろの7日間	その年の春分の日を中日とした前後3日間〔ぼた餅，精進料理〕
灌仏会 （かんぶつえ）	4月8日	お釈迦様の誕生を祝う〔甘茶〕
盂蘭盆 （うらぼん） （お盆）	7月 13～15日	先祖の霊を迎えて供養する〔精進料理，野菜，果物〕
お月見	9月15日 ごろ	十五夜（陰暦8月15日）の月を鑑賞し豊作を祝う。秋の七草を生け，里芋を供える〔月見団子，衣かつぎ（きぬ）〕
秋の お彼岸	9月20日 ごろの7日間	その年の秋分の日を中日とした前後3日間〔おはぎ，精進料理〕
新嘗祭 （にいなめさい）	11月23日	稲の収穫を祝い，翌年の豊穣を祈る〔新しい穀物でつくった餅，赤飯〕
冬至	12月22日 または23日	1年で昼が最も短い日。柚子湯に入る〔かぼちゃ，こんにゃく〕
大晦日 （おおみそか）	12月31日	新年を迎える年越しのお祝いをする〔年越しそば〕

ぼた餅とおはぎ

ぼた餅は牡丹（ぼたん）の咲く季節。おはぎは萩の季節に食べるため，その名がつけられたといわれている。

2章

もてなし上手になろう

　おせち料理は，お正月を祝う縁起物の料理ですが，年神を迎えるときは煮炊きなどを慎むとともに，料理をつくる人が骨休めできるようにという意味もあり，冷めてもおいしく食べられる工夫がなされています。

　お屠蘇には「鬼気（きき）を屠絶（とぜつ）して人の魂を蘇生する」という意味があり，家族の無病息災と延命長寿につながるものとされる薬酒です。

2　祝いごとの意味

　お七夜，お食い初めなどは子どもの成長の祝い，還暦や古希などは長寿の祝い。

　人は一生を終えるまでの間にさまざまな節目を迎え，祝いごとが行われます。その際には，本人だけでなく，家族，親戚，友人などが参加することもあります。参加した人たちで気持ち良く祝い，喜び，料理も

それにふさわしいものにします。

■子どもの誕生・成長の祝いごと

行事	行事の内容〔食事〕
帯祝（おび いわい）	妊娠5か月目の戌の日に妊婦が腹帯を巻き，妊娠を祝うとともに出産の無事を祈る行事〔赤飯〕
お七夜	生後7日目を祝う行事。子どもの命名をする習わしがある〔鯛〕
初宮参り	生後30日ごろに初めて産土神（うぶすながみ）に参詣する行事。出産を報告し，健やかな成長を願う〔紅白餅，鰹節〕
お食い初め（く ぞ）	子どものために初めて料理をつくって食べさせる行事。実際は食べるまねごとをさせる〔食い初め膳〕
初誕生日	満1歳を祝う行事。健やかな成長を願って，餅（力餅，一升餅，立ち餅）を背負わせたり踏ませたりすることから，餅負い，餅踏みともいう（お）〔赤飯，力餅，一升餅〕
初節句	生後初めての節句。女の子は3月3日。男の子は5月5日
七五三	男の子は5歳，女の子は3歳と7歳の年の11月15日に氏神に参詣する行事〔千歳飴〕
十三参り	数え年で13歳になった年，知恵と福寿を授かるために虚空蔵菩薩（こくぞう ぼさつ）に参詣する行事〔赤飯〕

※地域によって異なる場合がある

お食い初めの時期は，生後100日目とされますが，120日目に行う所もあり，地域によって異なります。

プラスワン

数え年

生まれた時点を1歳とし，新年を迎えるたびに1歳ずつ加えていく年齢の数え方。例えば大晦日に生まれた人は翌日に2歳になる。

　長寿の祝いを賀寿（がじゅ）といい，61歳の還暦以降，その年齢まで無事に生きられたことを祝うとともに，それからも長生きできることを祈り，祝います。

　賀寿は数え年を基本としますが，還暦以外は満年齢で祝うことも増えています。

■長寿の祝い（賀寿）

賀寿	年齢	語　源
還暦 （かんれき）	61歳	60年たつと，一巡して生まれた年の干支に再び還る（本卦がえり）ことから
古希 （こき）	70歳	唐の詩人杜甫の『曲江詩』の中に出てくる「人生七十古来稀」から
喜寿 （きじゅ）	77歳	「喜」の草書体「㐂」が七十七に見えることから
傘寿 （さんじゅ）	80歳	「傘」の略字「仐」が八十と読めることから
米寿 （べいじゅ）	88歳	「米」という字を分解すると八十八だから
卒寿 （そつじゅ）	90歳	「卒」の略字「卆」が九十と読めることから
白寿 （はくじゅ）	99歳	「百」から「一」をとると「白」という字になることから

※年齢はすべて数え年

チェック＆テスト

キーポイント			できたらチェック ✔
五節句その他の 年中行事	□	1	上巳とは桃の節句，つまり3月3日のひな祭りのことである。
	□	2	端午の節句は菊の節句ともよばれ，菊酒や手巻きずしなどを節供とする。
	□	3	月見にはそば，彼岸にはぼた餅やおはぎ，冬至にはかぼちゃ料理が行事食とされている。
子どもの誕生・ 成長の祝い	□	4	帯祝とは，妊婦が腹帯を巻き，妊娠を祝うとともに出産の無事を祈る行事をいう。
	□	5	十三参りとは，生後13日目を祝う行事のことである。
長寿の祝い	□	6	還暦→喜寿→古希→傘寿は，年齢の順に正しく並んでいる。

解答 1.○／2.× 設問の記述は端午ではなく，重陽の節句の説明／3.× 月見の行事食はだんごや栗。そばは大晦日に食べる／4.○／5.× 十三参りは数え年で13歳になった年に虚空蔵菩薩に参詣する行事。なお，生後7日目を祝う行事はお七夜／6.× 喜寿（77歳）と古希（70歳）の順序が逆。還暦→古希→喜寿→傘寿の順

2章
もてなし上手になろう

地域と料理

地方の食文化を今に伝える郷土料理をみていくと，最近見直されつつある土産土法という考え方につながります。さらに，旬の食材をとることの大切さについても理解を深めましょう。

地産地消
地産地消によって生産や流通のコストが削減され，消費者も安全で新鮮な食材を求めることができる。

身土不二
からだと土地は2つに分けられない。だからその人が生まれ育った土地の食物がその人のからだにいちばんよいという考え方。土産土法と似た内容といえる。

フードマイレージ
地産地消の考え方を数量的に裏付けるもので，「生産地から食卓までの距離が短い食料を食べたほうが輸送に伴う環境への負荷が少ないであろう」という仮説から，（輸入相手国からの輸入量）×（送距離）で求められる。この値が大きいほど地球環境への負荷が大きくなる。

1 土産土法という考え方

 地産地消も土産土法も，その土地で生産されたものをその土地で食べるという点で共通している。

現在では日本国内はもちろん，外国からもいろいろな食材が手に入るようになりました。しかし，農産物を全国の消費者へ届けるには，均一な品質で大量に生産しなければならず，そのために農薬や，長距離輸送に耐えられるよう品質保持剤を使用したりするなど，さまざまな問題が出てきます。

そこで最近は，地域で生産されたものをその地域で消費する地産地消（域内消費）が推進されています。

さらに，「その土地で収穫されたものは，その土地の方法で調理・保存したり食べたりするのがいちばん望ましい」とする，昔ながらの土産土法という考え方が見直されています。

また，地産地消と似た考え方として，1986年にイタリアで生まれたスローフード運動があります。次の3つの点を目指しています。

①消えつつある伝統的な料理や食材を守る

②質のよい食材を提供する小生産者を保護する

③子どもを含む消費者全体に，味の教育を進めていく

2　郷土料理とは

　郷土料理とは，その土地特有の生活習慣や自然条件のもとで受け継がれてきた料理である。

　その土地特有の自然条件や生活習慣の中で生まれ，受け継がれてきた料理を郷土料理といいます。要するにその土地ならではの料理です。

　郷土料理は，次の4つに分類できます。

①その土地の特産品をその土地特有の方法で調理したもの

②調理方法は地域を問わない一般的なものだが，その土地特有の食材を使っているもの

③食材はその土地特有のものではないが，調理方法がその土地特有であるもの

④その土地特有の習慣や条件のなかで，その土地の人たちの工夫などによって考えられ，現代に受け継がれてきた料理

郷土料理は，その土地の生活文化に根付いた先人の知恵と工夫から生まれ，育まれてきたものといえます。また，「旬」が尊ばれます。

➡ P.83

郷土料理には麺類が多く存在します。ちなみに，うどんと冷麦などでは直径が異なります。
うどん　　1.7mm以上
冷麦　　　1.3〜1.7mm
そうめん 1.3mm未満

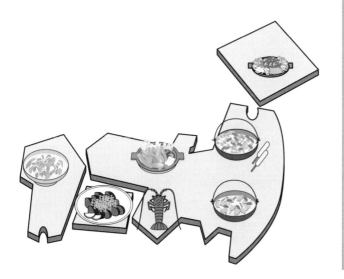

■全国のおもな郷土料理

地方	都道府県	郷土料理
北海道・東北地方	北海道	石狩鍋，三平汁，ジンギスカン，松前漬け
	青森	じゃっぱ汁，イカの鉄砲焼き
	秋田	きりたんぽ，稲庭うどん，しょっつる鍋，ハタハタ寿司
	岩手	わんこそば，のっぺい汁
	山形	いも煮，納豆汁
	宮城	笹かまぼこ，ずんだ餅
	福島	ニシンの山椒漬け，つと豆腐
北陸地方	新潟	わっぱ飯，笹だんご，へぎそば
	富山	鱒寿司，ホタルイカ料理
	石川	治部煮，かぶら寿司
	福井	越前ガニの鍋，ぼっかけ
関東地方	茨城	アンコウ鍋，納豆料理
	栃木	しもつかれ，かんぴょう料理
	群馬	こんにゃく料理，おきりこみ
	埼玉	深谷ねぎのぬた，冷汁うどん
	千葉	なめろう，落花生みそ
	東京	深川飯，ドジョウ鍋，もんじゃ焼き
	神奈川	けんちん汁，牛鍋
中部・東海地方	山梨	ほうとう，吉田うどん
	長野	信州そば，五平餅，おやき
	岐阜	朴葉みそ，鮎料理，赤かぶの漬物
	静岡	ウナギ料理，わさび漬け
	愛知	ひつまぶし，みそ煮込みうどん，きしめん
	三重	伊勢エビ料理，手こね寿司
近畿地方	滋賀	鮒寿司，もろこ料理
	京都	ハモ料理，湯葉料理，サバの棒寿司，京漬物，賀茂なすの田楽
	奈良	奈良漬け，柿の葉寿司
	大阪	箱寿司，バッテラ，船場汁
	和歌山	茶粥，クジラ料理，ウツボ料理
	兵庫	イカナゴの釘煮，ボタン鍋
中国地方	鳥取	松葉ガニ料理，豆腐ちくわ
	島根	出雲そば，シジミ汁，ぼてぼて茶
	岡山	ままかり料理，祭り寿司
	広島	カキの土手鍋，小イワシ料理
	山口	フグ料理，いとこ煮
四国地方	香川	讃岐うどん，しょうゆ豆
	徳島	たらいうどん，そば米雑炊
	愛媛	ふくめん，緋のかぶら漬け
	高知	カツオのたたき，皿鉢料理
九州・沖縄地方	福岡	筑前煮（＝がめ煮），おきゅうと，モツ鍋，鶏の水炊き
	佐賀	ムツゴロウの蒲焼き，がん漬け
	長崎	卓袱料理，ちゃんぽん，皿うどん，カラスミ
	熊本	辛子れんこん，馬刺し
	大分	だんご汁，きらすまめし，やせうま
	宮崎	冷や汁，おび天，地鶏の炭火焼き
	鹿児島	さつま揚げ，キビナゴ料理
	沖縄	ゴーヤチャンプルー，ソーキそば

3 旬を知る

 「旬の走り」は出始めのころ，「旬の盛り」が最盛期で，「旬の名残」は盛りを過ぎた時期。

　季節ごとの旬の野菜や魚介類を知っておくことは，栄養の面でも食文化を理解するうえでも重要です。

旬の走り	・食材が出始めるころ ・値段は高めだが，季節の訪れを感じさせる ・特に初物が縁起が良いとされてきた
旬の盛り	・出回りの最盛期 ・値段が安い ・食材本来のおいしさが最も味わえ，栄養価が高い
旬の名残	・最盛期を過ぎた時期 ・去り行く季節を惜しむような風情がある

 プラスワン

代表的な旬の食材
〔春〕たけのこ，わらび，アサリ，ニシン
〔夏〕きゅうり，トマト，うなぎ，アジ
〔秋〕まつたけ，しいたけ，サケ，サンマ
〔冬〕白菜，だいこん，ねぎ，ブリ，フグ

 プラスワン

時知らず
栽培や保存技術の発達により，旬を感じさせない食材のことをいう。

2章　もてなし上手になろう

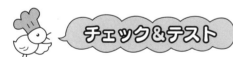 チェック＆テスト

キーポイント		できたらチェック☑
土産土法と地産地消	□ 1	「その土地で収穫されたものは，その土地の方法で調理・保存して食べるのがいちばん望ましい」とする考え方を土産土法という。
	□ 2	農産物を全国の消費者に買ってもらうために，農薬や品質保持剤を使う農業のことを，地産地消という。
郷土料理	□ 3	食材がその土地特有のものでない料理は，郷土料理といえない。
食材の旬	□ 4	旬を感じさせない食材のことを，旬の走りという。
	□ 5	最盛期を過ぎた時期の食材を，旬の名残という。

解答 1.○／2.× 地産地消とは，地域で生産されたものをその地域で消費することをいう／3.× 調理方法がその土地特有のものであれば郷土料理に含まれる／4.× 設問の記述は旬の走りではなく，「時知らず」という／5.○

Lesson 4

B
頻出度

食文化と調理

行事食や郷土料理は食文化を伝承するものです。ここでは，食文化のひとつである「調理」の持つ意味について学習します。また，おいしさとは何かについて考えます。

プラスワン

食品や食器の数え方

- 豆腐 ………… 一丁（ちょう）
- 海苔 ………… 一帖（じょう）
- いか ………… 一杯（はい）
- たらこ ……… 一腹
- キャベツ …… 一玉（たま）
- ほうれん草 … 一株（かぶ）
- いちご ……… 一粒（つぶ）
- ようかん …… 一棹（さお）
- 箸 …………… 一膳（ぜん）
- 茶碗 ………… 一客（きゃく）

食器の種類

- 陶器…分厚くて土色。吸水性があり，たたくと鈍い音がする。
- 磁器…薄く，多くは白色。吸水性はなく，たたくと金属音がする。
- ガラス食器…カットグラス（切子）では江戸切子が有名。
- 漆器…うるし塗りの器。椀や重箱などに使われる。
- 竹細工…ザルやかご，箸置きなどに使われる。

1 食文化とは

食文化は地理的な条件だけでなく，歴史や宗教，生活習慣などさまざまな影響を受けて育まれる。

　人間の食生活は，単に生存するために栄養を補給するだけのものではありません。現代に至るまで，その土地の気候風土，宗教や風習などにあわせて農耕牧畜などを行い，おいしく食べるための調理法などをくふうしてきました。

　また，仲間と食事を共にしながら，さまざまな作法やマナーをかたちづくってきたのです。

　このような，食生活を営む中で育まれてきた慣習や伝統を食文化といいます。

2 調理とは

ゆでる調理法は，食材の彩りを鮮やかにするだけでなく，消毒や殺菌，あく抜きなどの目的もある。

　調理とは，おいしく食べられるように食材に手を加えることです。長い歴史を通じてつくり上げられてきた調理法は，それ自体が食文化の一部です。

　料理とは，「料理上手」や「料理する」など，調理と同じ意味で使われることもありますが，本来，盛り

つけられた状態のものを指します。

(1) 下ごしらえ

　調理の前段階において食材に手を加えておくことを下ごしらえといいます。

あく抜き 水などにさらし，渋みやえぐみを取り除く	もどす 乾燥食品を水につけて，吸水させる
こすり洗い 土や泥のついた根菜類をたわしなどで洗う	振り洗い たっぷりの水の中で左右に振りながら洗う
湯むき トマトなどを熱湯に入れたあと冷水につけて皮をむく	板ずり きゅうりなどをまな板の上にのせて塩をすり込む
小房に分ける ブロッコリーなどの房を小さな塊に分ける	石づきを取る しいたけなどの軸の部分を切り落とすこと

(2) 切る

　包丁を使った野菜の切り方にもいろいろあります。

■包丁を使った，野菜や刺身の切り方

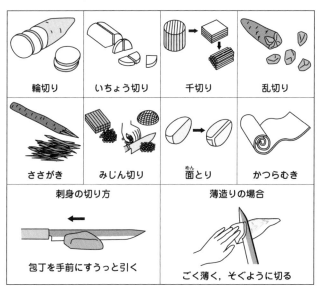

輪切り	いちょう切り	千切り	乱切り
ささがき	みじん切り	面とり	かつらむき

刺身の切り方	薄造りの場合
包丁を手前にすうっと引く	ごく薄く，そぐように切る

 用語

あく
山菜や野草などに含まれる，渋みやえぐみなどの好ましくない成分。

 プラスワン

下ゆで
下ごしらえのひとつ，下ゆででは，あくや臭みを取る，肉や魚の余分な脂肪分を抜くことなどを目的とする。

 プラスワン

五法
生もの調理の「切る」と，加熱調理の「焼く」「煮る」「蒸す」「揚げる」を合わせて，調理の「五法」という。

プラスワン

隠し包丁
材料の姿形を保ちながら火の通りをよくし，味を浸透させるために，見えないように切り込みを入れることを隠し包丁という。ふろふき大根の場合，盛ったとき裏面になる面に十字の切り込みを入れる。
飾り包丁
美しく目立つように切り目を入れる方法。細工包丁ともいう。

（3）いろいろな加熱調理

①焼く

　焼くという調理方法には，直火焼きと間接焼きがあります。直火焼きは，火を直接当て熱を伝えながら（放射）焼く方法，間接焼きは鉄板やフライパン，オーブンなどを使用して，熱を伝わらせたり（伝導），熱の流れ（対流）を利用して焼く方法をいいます。

②ゆでる

　食材を熱湯の中で加熱する調理法。食材をやわらかくし，彩りを鮮やかにします。消毒や殺菌の効果もあります。麺類など水分の少ない食材については吸水させる目的で，また卵や魚などは，たんぱく質を凝固させる目的でゆでることもあります。

　ゆでる際には，適量の水を使い，温度や時間に注意することが大切です。

■基本のゆで方

> 青菜…青菜の重量の6倍以上の水を沸騰させ，高温・短時間でゆで上げる
> 根菜…根菜がつかる程度の水に食材を入れてゆでる
> 乾麺…乾麺の重量の7～10倍の水を沸騰させてから入れる
> 卵（殻つき）…卵がつかる程度の水に冷蔵庫から出したての卵を水から入れる。常温の卵は沸騰してから入れ，湯の中で卵が踊らない程度の火加減にする

③煮る

　時間をかけて食材を水の中で味つけをし，加熱する調理法。調理中に味つけすることや，煮汁も料理の一部になるという点で「ゆでる」とは異なります。

プラスワン

湯せん
食材を入れた容器などを湯につけて，間接的に温めること。ゼラチンを溶かすときなどに用いられる。

湯びき
生で食べられる魚類などを，熱湯にくぐらせて表面だけを加熱して霜降りにすること。すぐに冷水にとる。

根菜は，水の状態からゆでます。

■煮物の種類

煮しめ	材料の形が崩れないように時間をかけて味をしみ込ませる。仕上がりは煮汁が少量残っている状態
煮つけ	煮しめよりも短時間で煮る
煮転がし	材料がこげつかないように，転がしながら煮からめる
煮こごり	鶏や魚などゼラチン質が多いものを煮て煮汁を冷やし，ゼリー状にしたもの

④蒸す

　食材を蒸し器やせいろう（せいろ，こしき）に入れ，水蒸気で加熱する調理法。ゆでたり煮たりする場合と比べ，形崩れししにくく，栄養素の損失も少ないのですが，調理時間が長くかかります。

⑤揚げる

　食材を高温に熱した油のなかで加熱する調理法。

⑥炊く

　食材に水分を吸わせながら加熱する調理法。

3　調理器具

 調理器具には，調理の前処理に使うものと加熱調理に使うものがある。

(1) 前処理に使う器具

①まな板……樹脂製と木製がある。

②包丁……和包丁，中華包丁，洋包丁（牛刀）がある。

③その他……オープナー，卸し器，フードプロセッサー，泡立て器，こし器など。

(2) 加熱用器具

①鍋……煮る，蒸す，炒める，揚げるなどに使う。

②フライパン……炒める，焼く，揚げるに使う。

③電子レンジ……マイクロ波を利用して，温める，蒸す，解凍などに使う。

煮物の用語

酒やみりんを煮立たせてアルコール分を蒸発させること，または煮汁がなくなるまで煮詰めることを「煮切り」，鍋に落とし蓋をして，煮汁がしみ込んで少量になるまで甘辛く煮ることを「煮上げ」という。

味つけの基本はさしすせそ

この順序で加えると，味つけがうまくいくといわれている。

「さ」…… 砂糖
「し」…… 塩
「す」…… 酢
「せ」…… しょうゆ
「そ」…… みそ

包丁の種類

●和包丁

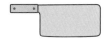

●中華包丁

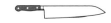

●洋包丁

2章　もてなし上手になろう

プラスワン

味を感じる場所

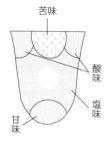

苦味

酸味

塩味

甘味

 プラスワン

味の相互作用

味が異なる2種類の物質を同時に与えられたとき，一方の味が強められる現象を対比効果，弱められる現象を抑制効果という。全体のうま味が強められる現象は相乗効果という。

4　おいしさとは

> おいしさには，味覚・視覚・嗅覚・聴覚・触覚のほか，過去の食体験も影響を与える。

　人が舌で感じる味覚には，甘味・酸味・苦味・塩味のほかにうま味があり，この5つを基本味（五味）といいます。しかし，おいしさは味覚だけでは判断できません。嗅覚や視覚はもちろん，聴覚（肉がジュージュー焼ける音など），触覚（噛み応え，歯ざわりなど食物について感じる口の中の感覚〔テクスチャー〕）も含めた五感のすべてがおいしさに関係しています。

　また，子どものころからの大好物をおいしく感じ，逆に，嫌いで食べ慣れないものには抵抗感を持つというように，その人の過去の食体験が大きく影響したり，家族や友人と楽しく食べるという場の雰囲気や心理状態・健康状態などの影響も大きいといえます。

チェック＆テスト

キーポイント			できたらチェック ☑
食文化とは	☐	1	食文化は，その土地の地理的条件のみによって決まる。
調理とは	☐	2	ゆでるとは，食材を水の中で味つけをし，加熱する調理法である。
調理器具	☐	3	調理器具には，調理の前処理に使うものと加熱調理に使うものがある。
おいしさとは	☐	4	甘味，酸味，苦味，辛味，うま味の5つを基本味という。
	☐	5	おいしさには味覚，嗅覚，視覚はもちろん，聴覚や触覚も含めた五感のすべてが関係する。
	☐	6	過去の食体験も，食事のおいしさに大きな影響を与える。

解　答　1. × 地理的条件だけでなく，歴史的条件，宗教，生活習慣なども影響する／2. × 食材を水の中で味つけをし，加熱するのは，ゆでるではなく煮るである／3. ○／4. × 辛味ではなく，塩味。なお，辛味は口の中の粘膜を刺激する痛覚（触覚と同じ皮膚感覚のひとつ）である／5. ○／6. ○

Lesson 5 食事のマナー

食事のマナーは，周囲の人に不快感を与えないよう配慮することが基本です。日本料理以外に西洋料理や中国料理のマナーを学ぶことを通して，国際的な視野から食文化を考えてみましょう。

頻出度 A

1 基本的な食事のマナー

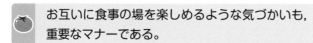

お互いに食事の場を楽しめるような気づかいも，重要なマナーである。

食事のマナーは国や地域によっても異なります。形式的な作法も大切ですが，一緒に食事をする人に不快感を与えず，楽しい時間を過ごすのも重要なマナーのひとつといえます。

ナイフやフォーク，箸を上手に使いこなすことだけに神経を使うのではなく，服装や動作，会話などにも気を配ることが必要です。

2 日本料理のマナー

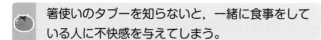

箸使いのタブーを知らないと，一緒に食事をしている人に不快感を与えてしまう。

ご飯，汁物，おかずが一度に出された場合は，まず箸先を潤す意味で汁物，次にご飯，おかずの順に食べるのが一般的です。その後は，同じものばかり食べ続けず，交互に食べるようにします。

飯碗や汁椀は，必ず手に持って食べます。ふたがある場合，飯碗は左側，汁椀は右側に，上向きにして置きます。食べ終わったら，箸やふたをもとに戻します。

■箸使いのタブー

迷い箸	どれを食べようかと迷いながら，箸をうろつかせること
探り箸	器の中の料理を箸でかき混ぜて，中身を探ること
そら箸	いったん箸をつけながら，結局食べずに箸を引いてしまうこと
移り箸	箸をつけた料理を食べないで，ほかの器に移ること
刺し箸	料理を箸で突き刺して食べること
ねぶり箸	箸の先をなめること
かき箸	器の縁に口をつけ，料理やご飯を箸で口の中にかき込むこと
持ち箸	汁を飲むときなどに，箸を片手で持ったまま，その手で椀に口をつけること
ふたり箸	2人がそれぞれの箸で，同じ1つのものをはさむこと
寄せ箸	箸を使って，器を自分のほうに引き寄せること
逆さ箸	大皿に盛られた料理を自分の取り皿に取るときに，自分の箸の持つ側で取ること
込み箸	口に入れた食べ物を，箸で口の奥に押し込むこと
せせり箸	箸先をつま楊枝代わりに使って，歯に詰まった食べ物を取ろうとすること
たたき箸	箸先で器をたたくこと
振り箸	箸先を茶や汁物につけて振り回し，周囲を汚すこと
もぎ箸	ご飯粒がついた箸先を口にくわえ，ご飯粒をとること
横箸	2本の箸を合わせてスプーンのようにして料理をすくって食べること

3 西洋料理のマナー

 テーブルマナーとは，周りに不快感を与えずに楽しく食事をするためのルールである。

　たとえフォークとナイフが上手に使いこなせても，それだけでマナーを身につけたとはいえません。最も大切なことは，食事を共にする人が互いに不快な思いをせずに，どれだけ楽しい時間を過ごせるかということです。重要なポイントをみておきましょう。

【食卓に着くとき】

・いすの左側から着席・退席する（右方上位）

・テーブルに肘をつかない

・バッグは背中といすの背もたれの間に置く

・ナプキンは，料理が運ばれてくる直前に，二つ折りにして膝の上に置く

・同席者の話には耳を傾け，会話を楽しみながら食事をする。食べる速さを同席者に合わせる

【食べるとき】

・テーブルセッティングされたナイフとフォークは，いちばん外側のものから順に使う

・ナイフなどを床に落としても自分で拾わず，係の人に合図して交換してもらう

・ナイフで突き刺して食べない

・皿はテーブルに置いたままにして，音を立てないように食べる

・スープ用のスプーンは手前から向こうへすくう。

【飲むとき】

・ワインなどを注いでもらうときはグラスを持たない。

・食前酒はお代わりしない

・酒をこぼしたときは，係の人に静かに合図する

・ワインは自分でつがずに，係の人についでもらう

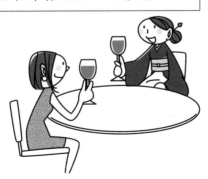

プラスワン

右方上位（みぎかたじょうい）

自分の右側が上座であるため，いすに座るときなどには，左側を通るようにする。

塩・こしょうなどは，身を乗り出して取ろうとはせず，近くの人に回してもらうよう頼むのがマナーです。

プラスワン

コース料理

前菜→スープ→魚料理→肉料理→デザートと献立内容が決められている。コース全体で一人前なので一品ずつの分量は少なめである。

ア・ラ・カルト

メニューから自由に選べる料理。自分で前菜やメイン料理などを選んで注文する。単品料理なので分量は多めである。メイン料理だけを注文してもかまわないが，前菜だけ注文してメイン料理を注文しないのはマナーに反する。

2章

もてなし上手になろう

4 中国料理のマナー

 回転テーブルは時計回り。料理は必ず席に座ったまま取り分ける。

　円卓を囲んで，大皿に盛られた料理を取り分けながら和やかに食事をします。料理は最上席の人から回転テーブルを時計回りに回して，一人ずつ取り分けていき，全員に料理が行きわたったら食べ始めます。大皿に残っている料理は，食べたい人が取ってもかまいません。ただし，席を立って料理を取るのはマナー違反です。また，取り皿は味が混ざらないよう，料理ごとに取り替えます。

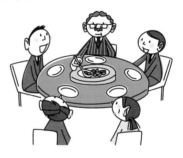

5 テーブルの席次

 基本的な決まりはあるが，部屋の状況やもてなしの主旨などによって変わる場合もある。

（1）日本料理

　基本的に，床の間の前や入口から遠い席が上座になります。この席に正客（主客）が座ります。入口に近い下座に主人（主催者。もてなす側）が座ります。

■日本料理での席次

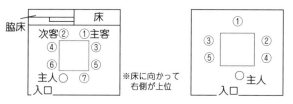

床の間がある場合　　床の間がない場合

※床に向かって右側が上位

2章

もてなし上手になろう

(2) 西洋料理

　基本的に，入口から遠い席が上座で，主賓が座ります。また，入口から近い下座が主人の席になります。主賓の隣に主人の妻が**ホステス**役として座り，主賓の妻の横に主人が**ホスト**役として座ります。

■西洋料理での席次

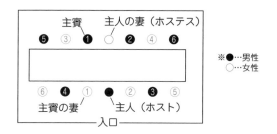

※●…男性
　○…女性

(3) 中国料理

　基本的に，ついたてや入口から遠い席が上座で主客が座ります。また，入口の近くが下座で主人が座ります。中国料理では**円卓**と**方卓**がありますが，８人掛けが正式の人数です。円卓の中央にターンテーブルがあった場合，**時計回り**で回すのが原則です。

■中国料理での席次

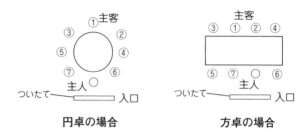

円卓の場合　　　　　　　　方卓の場合

チェック&テスト

キーポイント			できたらチェック ☑
基本的な食事の マナー	□	1	相手の話をよく聞き，コミュニケーションをとることも食事のマナーといえる。
日本料理の マナー	□	2	そら箸とは，器の中の料理を箸でかき混ぜて，中身を探ることをいう。
	□	3	箸を使って器を引き寄せることを，寄せ箸という。
西洋料理の マナー	□	4	フォークやナイフの使い方を知ることが，マナーの基本である。
	□	5	食べる速さを同席者にあわせ，会話を楽しみながら食事する。
	□	6	フォークなどを床に落とした場合は，自分で拾わず，係りの人に合図して交換してもらう。
	□	7	食事中のたばこは，必ず同席者の了解を得たうえで吸うようにする。
中国料理の マナー	□	8	ターンテーブルを時計回りに回し，取り皿に自分の分を取り分けた人から順に食べ始めていく。
テーブルの席次	□	9	床の間がある場合，主客は床の間に向かって座る。

解　答　1.○／2.× 設問の記述はそら箸ではなく，探り箸の説明 ／3.○／4.× 周囲に不快感を与えず楽しく食事をすることがマナーの基本／5.○／6.○／7.× たとえ同席者の了解を得ても，食事中たばこを吸うのはマナー違反／8.× 料理が全員に行きわたってから食べ始める／9.× 最も床の間に近い席が上座なので主客は床の間を背にして座る

3章

買い物上手になろう
（食品学）

Lesson 1

食品の分類，加工

ここでは，食品の分類の仕方にはどのようなものがあるか。また，食品の加工について目的や種類についてみていきます。

1 食品の働きと分類

 食品の分類には，生産形態，性質，食品の成分，用途などによる分類の仕方がある。

（1）食品の働き

食品の持つ栄養素は，からだに摂りこまれてから次の3つの働きをします。

①**からだへのエネルギー供給**……からだの各機能を動かす。活動に必要な**エネルギー**を供給する。

②**からだの組織づくり**……筋肉や骨格，臓器，血液，爪，毛髪など，からだの**組織**をつくる。

③**からだの機能調整**……からだの機能を正常に保ち，発育の促進，病気に対する抵抗力を**調整**する。

（2）食品の分類

食品には，いくつかの分類の仕方があります。

①**生産形態による分類**

生鮮3品（農産物，水産物，畜産物）と，加工食品の2分類。

②**性質による分類**

❶**植物性食品** … 穀類，豆類，野菜類，海藻類など

❷**動物性食品** … 魚介類，肉類，卵，乳・乳製品など

 用 語

日本食品標準成分表
文部科学省科学技術・学術審議会資源調査分科会が公表しているデータ。初版の公表は1950（昭和25）年で，5年ごとに改訂されている。野菜類，肉類，魚介類，嗜好飲料，調味料，調理加工食品など，広く網羅している。

③食品の成分による分類

「日本食品標準成分表」では，食品を穀類から調理加工食品類まで18食品群に分類し，食品の可食部100g当たりの<u>栄養成分値</u>を記載しています。

④用途による分類

主食・副食（主菜・副菜），調味料，保存食品（インスタント食品，冷凍食品，レトルト食品），嗜好品，栄養補助食品など

⑤カテゴリーによる分類

生鮮食品，加工食品，日配品，菓子，デザートなど

2　食品の加工

 食品加工には，食品の保存のほか，食べやすくする，安全性を高める，などの目的がある。

（1）食品を加工する目的

食品の加工には，以下のような目的があります。

①流通の利便性

生鮮食品は一般に水分を多く含むため，常温で放置すると変質してしまいます。そこで，食品を加工し，保存性を高め，長時間の輸送や貯蔵に耐えられるようにすることで，収穫の時期以外にも流通させることができます。

それにより価格の下落を防止するという営業面からの目的もあります。

②食べやすくする

より食べやすくおいしいものにします。

③短時間で調理できる食品の提供

現代の生活様式にマッチした，短時間で簡単に調理できる食品の提供が可能となります。

プラスワン

冷凍食品

生の食材，またはその加工品，調理済み食品などを急速に冷凍し，−15℃以下で保存するもの。

レトルト食品

食品を特殊なフィルムの袋または容器に密封して，レトルトとよばれる加圧加熱殺菌装置で殺菌したもの。

冷凍食品の解凍方法には自然解凍，流水解凍，加熱解凍，高周波解凍などがあります。食品の種類や調理に応じて最も適した方法を選びましょう。

プラスワン

酸性食品，アルカリ性食品

食品が燃焼したあとに残った物質（灰分）を水に溶かして，酸性を示すものを酸性食品，アルカリ性を示すものをアルカリ性食品とよぶ。

〔酸性食品〕

穀類，肉類，魚介類など

〔アルカリ性食品〕

野菜類，海藻類など

④安全性を高める

食べられない部分や，有毒部分を除去できます。

(2) 食品加工の種類

物理的加工，化学的加工，生物的加工に分けられます。

①物理的加工

食品を，洗浄する，切る，粉砕する，混ぜる，乾燥させる，加熱するなどの操作によって加工します。

②化学的加工

食品を化学変化を起こさせることによって加工します。

③生物的加工

食用微生物などの働き（発酵）を利用して食品を加工します。

(3) 加工食品と生鮮食品の区別

単に凍結させた野菜や果物，単に冷蔵・凍結させた食肉や水産物はどれも生鮮食品に分類されます。これに対し，調理冷凍食品などは加工食品に分類されます。

チェック＆テスト

キーポイント			できたらチェック ✔
食品の働きと分類	☐	1	日本食品成分表では，食品を穀類から調理加工食品まで18食品群に分類している。
	☐	2	冷凍食品とは，生の食材やその加工品などを急速に冷凍し，−10℃以下で保存するものをいう。
食品の加工	☐	3	食品加工には，食品の保存だけでなく，食べやすくする，安全性を高めるといった目的がある。
	☐	4	調理冷凍食品は，加工食品に分類される。

解　答 1.○／2.× −10℃以下ではなく，−15℃以下（業界の自主基準では−18℃以下）／3.○／4.○

Lesson

2

加工食品の種類

さまざまな加工食品について学びます。同じ食品でも加工の方法によって，異なる加工食品となります。その分類や特徴についても理解しておきましょう。

A
頻出度

1 加工の方法

 加工食品には，混合したもの，味付けしたもの，加熱したものがある。

　複数の食品を混合して1つの食品にしたものでは，同じ種類のものを混合した同種混合と，異なる種類のものを混合した異種混合とがあります。同種混合は，加工食品ではなく，生鮮食品として扱われます。

■異種混合の定義

> 組み合わせ・盛り合わせ
> 　複数の生鮮食品をカットして組み合わせたり，盛り合わせたもの→おもにそのまま飲食される
> 混合
> 　複数の生鮮食品を混合して1つの商品にしたもの→そのまま飲食あるいは調理される

■生鮮食品と加工食品の区別（例）

キャベツの千切り

単品なので生鮮食品

キャベツとにんじん
のサラダミックス

加工食品（異種混合）

2　加工例

 農産物，水産物，畜産物，それぞれ多様な加工方法がある。

■農産物の加工例

乾燥	干ししいたけ，切り干し大根など
ゆで	ゆでたけのこ，ゆで大豆，ゆでた山菜など
蒸し	蒸したサツマイモやとうもろこし
異種混合	複数の野菜をサラダ用にカットしたもの

※キャベツと紫キャベツの千切りを混合したものは同種混合なので，生鮮食品

■水産物の加工例

乾燥	ひもの，煮干し，乾燥した海藻など
塩蔵	塩蔵わかめ，塩鮭，塩サバ，塩辛など
味付け	甘塩鮭，粕漬け，西京漬け，味噌漬けなど
焼き	かば焼き，焼き魚など
蒸し・ゆで	ゆでだこ，ゆでがになど
フライ用の衣をつけたもの	アジフライやエビフライ用のフライ種など
異種混合	種類の異なる魚を盛り合わせた刺身

※同じ種類の魚の異なる部位（たとえばマグロの赤身とトロ）を盛り合わせた場合は同種混合なので，生鮮食品

■畜産物の加工例

味付け	焼き肉用，ハンバーグ種など
加熱調理	ローストビーフ，鶏のから揚げ，焼き豚など
蒸し・ゆで	蒸し鶏，温泉卵など
フライ用の衣をつけたもの	とんかつ用のフライ種，メンチカツなど
異種混合	合いびき肉など

※同じ種類の肉の異なる部位を一緒にパックした場合は同種混合なので，生鮮食品

3 いろいろな食品の加工

茶とアルコール飲料は，どちらも製法の違いによって３種類ずつに分けられる。

(1) 穀類の加工品

①米の加工品

・うるち米…新粉，上新粉，ビーフンなど

・もち米……白玉粉，道明寺粉，餅，あられなど

②小麦の加工品

　小麦の胚乳部分を粉にしたものが**小麦粉**です。含まれるグルテンの量によって，３種類に分けられます。

少ない←	グルテンの量	→多い
薄力粉	中力粉	強力粉
ケーキ，クッキー など	うどん，中華めん など	パン，パスタ など

(2) 大豆の加工品

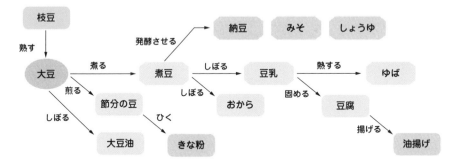

(3) 果実飲料

　果汁を搾ったそのままの**ストレート**と，搾った果汁を一度濃縮してから薄める**濃縮還元**とがあります。なお，果汁10％以上100％未満のものは「果汁入り飲料」とよびます。

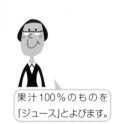

果汁100％のものを「ジュース」とよびます。

プラスワン

新粉と上新粉

新粉に比べて上新粉のほうが目が細かい。

白玉粉と道明寺粉

白玉粉は目が細かく，白玉だんごなどの材料になる。道明寺粉は目が粗く，桜餅などに使われる。

プラスワン

ポリフェノール

抗酸化力があり，人体によくない活性酸素を除去する植物成分。大豆に含まれるイソフラボン，茶に含まれるカテキンやタンニンなどはポリフェノールの仲間である。チョコレートにも含まれている。

3章　買い物上手になろう

(4) 茶，アルコール飲料

■製法による茶の分類

発酵茶	茶葉を完全に発酵させる	紅茶，プーアル茶など
半発酵茶	茶葉の発酵を途中でやめる	ウーロン茶 など
不発酵茶	茶葉を蒸して乾燥させるだけ	緑茶（抹茶，玉露，煎茶，番茶など）

■製法によるアルコール飲料の分類

醸造酒	原料を酵母などで発酵させる	ビール，ワイン，清酒，紹興酒 など
蒸留酒	醸造酒をさらに蒸留する	焼酎，泡盛，ウイスキー，ブランデー など
混成酒	上記2つに香味などを加える	梅酒，リキュール類，みりん など

(5) 牛乳・乳製品

■牛乳・乳製品の分類

牛乳	搾ったままの乳（生乳）を100％使用し，成分を調整しないで殺菌したもの。生乳から成分（水分，乳脂肪など）の一部を除去したものは成分調整牛乳という
乳製品	生乳や牛乳を原料として製造したもの。粉乳（全粉乳，脱脂粉乳，調製粉乳など），クリーム，バター，チーズ，ヨーグルト，練乳など
乳飲料	コーヒーや果汁などを使って牛乳や乳製品に風味をつけたもの
乳酸菌飲料	生乳，牛乳，乳製品に乳酸菌あるいは酵母を加えて発酵させたものを使用した飲料

お茶は製法の違いにより発酵茶，半発酵茶，不発酵茶の3種類に分けられますが，どれも同じ茶の樹の若葉や若芽から製造されます。

(6) 炭酸飲料

　天然水に炭酸ガスを加えたり，天然の鉱泉水に砂糖やブドウ糖の糖液，香料，着色料，炭酸ガスを加えたものをいいます。（例／ソーダ，コーラなど）

(7) アルカロイド飲料

　カフェイン，テオブロミンなどのアルカロイドを含んだものをいいます（例／茶〔緑茶，紅茶，中国茶〕，コーヒー，ココアなど）。アルカロイドには薬理作用があります。

（8）インスタント食品

　加熱，加温，冷却したり，熱湯を加えるだけですぐに食べることができる食品をいいます。1〜2年の長期間保存できます。（例／ラーメン，スープ，コーヒー，ココアなど）

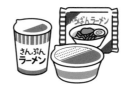

（9）水産練り製品

　魚肉に塩を加えてすりつぶし，成型したあと加熱して凝固させたものをいいます。（例／かまぼこ，ちくわ，さつま揚げなど）

（10）ソーセージ

　肉や内臓をすりつぶして豚の腸などにつめて燻製にしたものをいいます。燻製にすることで保存期間が長くなります。

（11）油脂類

　油脂類の加工品として，マーガリン，バター，ショートニングなどがあります。

カフェイン

茶やコーヒーなどに含まれる有機化合物。大脳を興奮させる働きがあり，大量に摂取するとめまいなどの症状が起こることもある。

ソーセージは，大きさによって，ウインナー，フランクフルト，ボロニアの3種類に分類されます。

3章　買い物上手になろう

チェック＆テスト

キーポイント			できたらチェック ✓
加工の方法	☐	1	切っただけで加熱していないサラダ用野菜（3種類）ミックスは，加工食品ではない。
加工例	☐	2	フライ用の衣をつけた肉や魚は，加熱調理する前のものでも加工食品である。
	☐	3	塩をしただけの魚の切り身は，生鮮食品である。
いろいろな食品の加工	☐	4	上新粉と道明寺粉は，どちらももち米の加工品である。
	☐	5	紅茶は発酵茶，抹茶は不発酵茶である。

解答 1.× 異なる種類の野菜を混ぜたものは異種混合で，加工食品である／2.○／3.× 味つけをした魚は加工食品である／4.× 上新粉はうるち米を加工したもの／5.○

加工食品の表示

食品表示法による加工食品の表示を中心に学習していきます。どのような加工食品に適用されるのか，どんな表示事項があるのか，消費期限と賞味期限の違いは何か，などについて学びます。

1 食品表示基準に基づく加工食品の表示

 加工食品は，「名称」「原材料名」「消費期限または賞味期限」などの表示が義務づけられている。

（1）食品の表示制度

食品についている表示は，消費者が買い物をする際に正しい選択をするための大切な情報源となります。

従来は，JAS法，食品衛生法，健康増進法の3つの法律によって食品表示のルールが定められていましたが，2015（平成27）年4月に施行された食品表示法によってルールが統合され，わかりやすい制度になりました。具体的な表示の方法は食品表示基準に定められることとなり，食品関連事業者に基準の遵守を義務づけています。

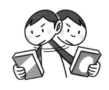

（2）適用範囲

加工食品のうち容器に入れたもの，包装されたものに限られます。次のようなものは適用されません。

・焼き鳥を串に刺してそのまま販売した場合

 用 語

JAS法
「農林物資の規格化等に関する法律」のこと。食品表示法の施行により，JAS法の食品表示に関する規定は食品表示法に移管された。

食品表示基準
従来の法律で定められていた58本の表示基準を統合した内閣府令。

食品関連事業者
食品の製造者，加工者，輸入者または販売者

製造加工して直接販売する店の場合，品質はその店に聞けばわかるので，表示は免除されます。

・客に渡す際に紙などに包むだけの場合

・スーパーの総菜コーナーのように店内で製造加工して直接販売する場合

・レストランのような外食店で提供される飲食料品

(3) 表示する事項

次の①〜⑥の６項目が基本的な表示事項です。

■加工食品の表示例

名　　称	お弁当
原材料名	ご飯（国産），煮物（じゃがいも，にんじん，しいたけ，その他），厚焼卵，キャベツ，のり／調味料（アミノ酸等），酸化防止剤（V.C）
内 容 量	250 g
消費期限	20XX.10.15
保存方法	直射日光，高温多湿を避け，お早めにお召し上がり下さい
製 造 者	○○株式会社　　○○県○○市○○町…

①名称

一般的な名称を記載します。品名，種類別による名称が記載されることもあります。

②原材料名・添加物

食品添加物以外の原材料を重量の割合が高い順に記載し，次に，食品添加物を重量の割合が高い順に記載します。

③内容量

食品の重量，体積，または数量を記載します。

④期限表示

消費期限または賞味期限（次のページで学習します）。

⑤保存方法

「直射日光を避けること」，「10℃以下で保存すること」などの記載をします。

プラスワン

表示の一部が省略できる場合

・おにぎりのように，個数が外見上すぐわかる場合…内容量

・原材料が１種類だけの場合（缶詰，食肉製品除く）…原材料名

・常温で保存する以外に留意する事項がない場合…保存方法

・チューインガムのように品質の劣化が極めて少ない場合…期限表示

・容器や包装の面積が小さい場合（30cm²以下）…原材料名・添加物，原料原産地名等

原材料名と添加物とを明確に区別する方法として，

・改行する

・スラッシュ「/」などで区分する

・原材料名とは別個に添加物の欄を設けるなどがあります。

3章　買い物上手になろう

⑥食品関連事業者の氏名等・製造所の所在地等

製造業者，輸入業者などのうち，表示内容に責任を有する者の氏名（または名称）と住所を記載します。電話番号を表示する義務はありません。

製造所または加工所の所在地のほか，製造者または加工者の氏名（または名称）を表示します。ただし，表示内容に責任を有する者の住所等が製造所の所在地等と同一である場合には表示する必要はありません。

(4) 原料原産地名が必要な場合

加工食品の中には，カット野菜ミックスなどのように生鮮食品と区別しにくいものも含まれています。このような生鮮食品に近いもの（「対象加工食品（22食品群）」という）については，主な原材料のみ原料原産地名の表示が義務づけられています（2011（平成23）年のJAS法改正）。また，2017（平成29）年にスタートした「新たな原料原産地表示制度」で対象加工食品のほか，原料原産地表示が必要な個別食品として，農産物漬物・うなぎ加工食品・かつお節・野菜冷凍食品・おにぎり（米飯類を巻く目的で，のりを原材料として使用しているものに限る）の個別5品目が挙げられています。これにより，国内で作られたすべての加工食品に原料原産地表示されることとなりました。

これらの対象加工食品と個別5品目については，主な原材料（重量割合が上位1位の原材料で重量の比率が50％以上のもの）について表示義務があります。

プラスワン

輸入品の場合
加工食品が輸入品である場合は，輸入業者の氏名（または名称）と営業所の所在地を表示するほか，その食品を最終的に加工した国の名称を原産国名として表示する。

新たな原料原産地表示制度には，2022年3月まで，猶予期間が設けられていました。

太巻きや軍艦巻きなどの寿司は，のりを使用していますが，対象になりません。

■対象加工食品

区分	内容
農産物	①乾燥キノコ類，乾燥野菜，乾燥果実（フレーク状，粉末状にしたものを除く）
	②塩蔵したキノコ類，塩蔵野菜，塩蔵果実
	③ゆでたキノコ類，蒸したキノコ類，ゆでた野菜，蒸した野菜，ゆでた豆類，蒸した豆類，餡
	④異種混合したカット野菜，異種混合したカット果実，異種混合したカット野菜・果実・キノコ類
	⑤緑茶，緑茶飲料
	⑥餅
	⑦炒りさや落花生，炒り落花生，あげ落花生，炒り豆類
	⑧黒糖および黒糖加工品
	⑨コンニャク
水産物	⑩素干魚介類，塩干魚介類，煮干魚介類，昆布，干し海苔，焼き海苔，その他干した海藻類
	⑪塩蔵魚介類，塩蔵海藻類
	⑫調味した魚介類および海藻類
	⑬昆布巻
	⑭ゆでた魚介類，蒸した魚介類，ゆでた海藻類，蒸した海藻類
	⑮表面をあぶった魚介類
	⑯フライ種として衣を付けた魚介類
畜産物	⑰調味した食肉
	⑱ゆでた食肉，蒸した食肉，ゆでた食用鳥卵，蒸した食用鳥卵
	⑲表面をあぶった食肉
	⑳フライ種として衣を付けた食肉
	㉑合い挽き肉，その他異種混合した食肉
その他	㉒上記④㉑のほか，生鮮食品を異種混合したもの（カットせずに詰め合わせたものを除く）

3章

買い物上手になろう

製造年月日など

かつては製造年月日の表示が義務づけられていたが，現在では製造年月日(または加工日)の表示は義務づけられていない。

保存技術が発達して，「製造年月日」からはいつまで日持ちするのかが判断できなくなったため，期限表示に転換されました。

2 消費期限と賞味期限

 保存が利かない食品は消費期限，長期保存が利く食品は賞味期限を表示する。

　期限表示には消費期限と賞味期限の２種類があり，どちらを表示するかは食品の特性によって決まります。期限の設定は，その食品の情報を正確に把握している製造業者等が独自に行います。消費者庁や保健所が決めるわけではなく，申請や許可も不要です。

　どちらも開封前，定められた方法で保存した場合の期限なので，いったん開封したあとは期限前であっても早めに食べるようにしましょう。

(1) 消費期限

　弁当や総菜類など，おおむね5日以内に食べたほうがよい品質が急速に劣化しやすい食品には消費期限を表示します。

　年・月・日まで表示し，期限を過ぎたものは食べないほうがよいと考えられます。

(2) 賞味期限

　常温や冷蔵などで保存が利く食品には賞味期限を表示します。

　通常，年・月・日まで表示しますが，期間が3か月を超えるものは年・月で表示することも認められます。

　賞味期限はおいしく食べられる期限であり，この期限を過ぎてもすぐに食べられなくなるというものではありません。食べられるかどうかは，消費者が個別に判断する必要があります。

■消費期限と賞味期限

	消費期限	賞味期限
意味	定められた方法で保存した場合，腐敗等の品質の劣化により安全性を欠くこととなるおそれがないと認められる期限	定められた方法で保存した場合，期待されるすべての品質の保持が十分可能であると認められる期限
表示方法	常に「年・月・日」で表示	原則「年・月・日」。期間3か月超の場合は「年・月」でも可
対象食品	弁当，総菜類，サンドイッチ，生菓子など	缶詰，スナック菓子，牛乳，冷凍食品など
期限が過ぎたら	期限を過ぎたら食べないほうがよい	期限を過ぎても食べられないわけではない

賞味期限が切れたからといってすぐに捨てるのではなく，調理法をくふうするなどして食品の廃棄を減らす配慮も大切です。

3章 買い物上手になろう

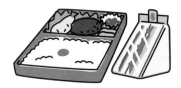

消費期限

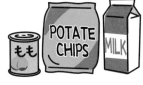

賞味期限

 プラスワン

製造年月日など

かつては製造年月日の表示が義務づけられていたが，現在では製造年月日（または加工日）の表示は義務づけられていない。

また，「品質保持期限」という用語も現在では使われていない。

 3 **牛乳の表示**

牛乳パックに表示される「公正」マークは，業界の規約に従った適正な表示であることを示す。

飲用乳（紙パックの牛乳など）については，食品表示基準に基づく表示のほかに「飲用乳の表示に関する公正競争規約」に基づいて牛乳業界が自主的に定めた表示も必要とされます。

■牛乳（成分無調整）の表示例

種類別名称	牛乳
商　品　名	3.8牛乳
無脂乳固形分	8.8%以上
乳脂肪分	3.8%以上
原材料名	生乳100%
殺　　　菌	130℃2秒間
内　容　量	1000ml
賞　味　期　限	上部に記載
保　存　方　法	10℃以下で保存してください
開封後の取扱	開封後は、賞味期限にかかわらずできるだけ早くお飲みください
製造所所在地	東京都新宿区中央1-36-2
製　造　者	○○乳業（株）東京工場

・乳脂肪分が 3.8％以上 であること を意味する

・超高温瞬間 殺菌（どの ような殺菌 方法でも栄 養価には差 がない）

公正

・業界の規約 に従った適 正な表示で あることを 示している

チェック&テスト

キーポイント			できたらチェック ✓
食品表示基準に基づく加工食品の表示	☐	1	店内で加工して直接販売する加工食品については，食品表示基準に基づく表示は必要でない。
	☐	2	原材料名と添加物は明確に区別して，それぞれ重量の割合が高い順に表示する。
	☐	3	製造業者については，名称，住所および電話番号まで表示しなければならない。
対象加工食品	☐	4	豚と牛の合い挽き肉は加工食品扱いとなるが，原料原産地名の表示が義務づけられる。
消費期限と賞味期限	☐	5	常温で長期間保存が利く食品については，消費期限を表示する。
	☐	6	賞味期限が切れても品質は保持されている場合があるので，期限を過ぎたからといって直ちに廃棄すべきではない。
牛乳の表示	☐	7	牛乳パックに表示される「公正」マークは，厚生労働省が生産を認めた牛乳であることを示している。

解　答 1.○／2.○／3.× 電話番号の表示は義務ではない／4.○／5.× 消費期限ではなく，賞味期限／6.○／7.× 牛乳業界の規約に従った適正な表示であることを示している

Lesson 4 生鮮食品の表示

頻出度 A

生鮮食品（農産物，水産物，畜産物）の表示について学習します。それぞれの原産地名表示の仕方を理解しましょう。また，生鮮食品と加工食品の区別ができるようになりましょう。

1 生鮮食品とその表示

🍅 生鮮食品は，「名称」と「原産地」の表示が義務づけられている。

(1) 生鮮食品と加工食品

食品表示基準では，生鮮食品についての表示の基準も定めています。生鮮食品とは加工食品や添加物以外の食品をいい，農産物，水産物，畜産物に分けられます。これらを単に切断したり，凍結させただけのものは加工食品ではなく，生鮮食品として扱います。一方，加熱したり，味付けしたり，異なる種類のものを混ぜ合わせたりしたものは，加工食品として扱います。

(2) 生鮮食品の表示

生鮮食品は「名称」と「原産地」の表示が義務づけられています。加工食品とは異なり，容器に入れられたり包装されたりしていないものも表示対象となります。そのため，容器・包装がある場合はその見やすい箇所に表示し，ない場合は商品に近接した立て札や掲示などに表示してもかまいません。

表示する際には，漢字，ひらがな，カタカナを使用し，必ずすべてを日本語で表示しなければなりません。たとえば，アメリカをUSA，オーストラリアをAUS

🥄 **プラスワン**

生鮮食品の範囲
〔農産物〕
単品の野菜や果実を，単に切断したり，凍結させたものは生鮮食品に含む。

〔水産物〕
単品の魚介類を，切り身やむき身にしたり，単に凍結や解凍したものは生鮮食品に含む。

〔畜産物〕
単品の肉類を単に切断したり，薄切りにしたものや，単に冷蔵・凍結させたものは生鮮食品に含む。

加工食品との区別
➡ P.99

と表示することはできません。ただし，原産地を日本語で正確に表記している場合には，アメリカンビーフ，オージービーフというような表示を併記することができます。

なお，生産者が消費者に直接販売する場合や，レストランなどで提供する生鮮食品については，適用の範囲外となります。

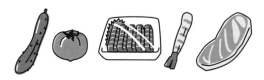

(3) 袋詰めされた米穀

玄米，精米で容器包装やパック詰め，袋詰めされたものは，生鮮食品に含まれます。玄米および精米品質表示基準に基づいて，名称と原料玄米など決められた表示をしなければなりません。

新米という表示は，生産された年の12月31日までとなり，翌年の1月1日からは新米と表示することはできません。原料玄米とは，精米して白米にすることを前提としている玄米をいいます。

2 原産地の表示の仕方

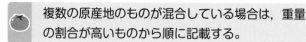

複数の原産地のものが混合している場合は，重量の割合が高いものから順に記載する。

原産地表示については，同じ種類であっても複数の原産地のものを混合している場合，全体の重量に占める割合が高い原産地から表示します。占める割合が低い場合でも，「その他」というような表示はできず，名称を具体的に表示しなければなりません。

プラスワン

水産物の表示の例
〔国産品〕
・さんま 三陸沖
・さば 土佐清水港
・しじみ 島根県 養殖
・ぶり 天草灘(熊本県)
水域名の記載が困難な場合は水揚げ港名または都道府県名を併記することもできる。
〔輸入品〕
・カナダ産 紅鮭
・タラバガニ ロシア産（オホーツク海）
原産国名に水域名を併記することもできる。
貝類の表示
「砂抜き」をした場所ではなく，その貝を漁獲した場所が原産地となる。

■表示のルール

農産物	・国産品…都道府県名 ・輸入品…原産国名 　ただし，一般によく知られた地名であれば，それを原産地名としてもかまわない。 　例.「信州産」 　　　「カリフォルニア産」
水産物	・国産品…漁獲した水域名。または，おもな養殖場が属する都道府県名 　例.「銚子沖」「津軽海峡」 　単なる「近海」や「遠洋」では水域名としては不適切。水域名の特定が困難な場合は，水揚げ港，またはその属する都道府県名だけを記載することができる。 ・輸入品…原産国名 ・凍結させたものを解凍したもの…解凍 ・養殖されたもの…養殖
畜産物	・国産品…国産または国内産 　おもな飼養地の属する都道府県名，市町村名その他一般に知られている地名を記載することもできる。 　おもな飼養地と銘柄等に含まれる都道府県が異なる場合は，おもな飼養地を原産地とする。 　例.「豚ロース肉（国産）」 　「和牛」は特定の品種に名づけられたブランド名であり，国産牛と同じ意味ではない。特定の原産地とも関係ない。 ・輸入品…原産国名 　飼養期間が最も長い場所が原産地となるので，外国で生まれたものを日本で飼養した場合，日本での飼養期間の方が長ければ国産品になる。 　同種類ではあるが複数の原産地の食肉を混合したものについては，重量の割合が高いものから順に原産地を表示し，割合が低いものであっても「その他」という表示は認められない。

切り身やむき身にした鮮魚介類および生かきが生食用である場合は食品表示基準に基づき，「生食用」と表示する必要があります。

3章　買い物上手になろう

和牛とは，黒毛和種，褐毛和種，日本短角種，無角和種の4品種と，4品種に交配によって生まれた交雑種で，国内で出生し，国内で飼養されたものをいいます。

🥄 プラスワン

「地卵」の表示

その卵のとれた地域内で流通消費されることが予定されているものまたは平飼いまたは放し飼いにされた鶏や品種由来の血液が50%以上の鶏の卵にのみ「地卵」の表示が認められる。

サイズは関係がない。ちなみに卵のサイズは重量によりLL，L，M，MS，S，SSの6段階に区分されている。

地卵＝赤玉ではありません。卵の殻の色は鶏の品種によるもので，栄養価も白玉と変わりません。

※一般に知られている地名とは，具体的には以下のようなもの。
　①郡名（秩父郡，夕張郡など）
　②一般に知られている旧国名（丹波，土佐など）
　③一般に知られている旧国名の別称（信州，甲州など）
　④その他一般に知られている地名（房総，屋久島など）

■原産地表示の例

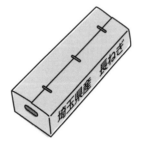

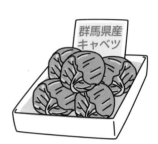

 チェック＆テスト

キーポイント		できたらチェック ✓
農産物の表示	□ 1	同種類の農産物で複数の原産地のものが混合している場合，重量の軽いものは原産地表示を省略してもよい。
	□ 2	包装のない商品は，近接した立て札や掲示などに表示してもよい。
水産物の表示	□ 3	国産品は原則として，漁獲した水域名またはおもな養殖場が属する都道府県名を記載する。
	□ 4	「さんま（釧路港）」では水域名の表示がないので不適切である。
畜産物の表示	□ 5	国産品は原則として「国産」と表示するが，おもな飼養地の属する都道府県名を原産地として表示してもかまわない。
	□ 6	「国産」と表示された畜産物に，外国で生まれたものは含まれない。

解答　1.× 重量とは関係なく，すべての原産地名を表示する／2.○／3.○／4.× 水域名の特定が困難な場合は水揚げ港またはその属する都道府県名を記載してもよい／5.○／6.× 外国で生まれたものでも，日本での飼養期間のほうが長ければ国産品として表示される

さまざまな食品表示

有機農産物と特別栽培農産物の違いは何か，遺伝子組換え表示やアレルギー表示が義務づけられている食品は何か，栄養成分表示の主要5項目とは何か，などについて学習していきます。

1 食品に表示されているマーク

 食品にはさまざまなマークが表示されている。
JAS法に基づいたマークなどがある。

■おもな食品マーク

 JASマーク
JAS規格に合格した食品に表示することができる。表示は義務ではない
カップ麺やしょうゆ，果実飲料など

 有機JASマーク
有機農産物のほかに，有機飼料，有機畜産物，有機加工食品にもつけることができる

特色のあるJASのマークとして，これまであった3種類のマーク（特定JASマーク，生産情報公表JASマーク，定温管理流通JASマーク）を統合して，**特色JASマーク**ができました。

 特色JASマーク
日本産品・サービスのさらなる差別化・ブランド化に向け，消費者に対し高い付加価値やこだわり，優れた品質や技術などをわかりやすくアピールすることが期待される

統合

特定JASマーク	生産情報公表JASマーク	定温管理流通JASマーク
認定機関名	認定機関名	認定機関名

 用語

JAS
Japanese
Agricultural
Standardの頭文字。
「日本農林規格」の略称であり，JAS規格はJAS法によって定められた制度である。
→ P.189参照

特定JASマーク
特別な生産方法や製造方法についての特定JAS規格を満たす食品や品質等に特色がある製品に表示。

生産情報公表JASマーク
肥料や農薬の使用状況など，JAS規格に定める生産情報を公表している食品に表示。

定温管理流通JASマーク
製造から販売まで一貫して一定の温度を保つなど流通の方法に特色のある食品に表示。

食品を「特別用途食品」「特定保健用食品」として販売するには，国の許可が必要です。

特別栽培農産物
農薬や化学肥料の使用については，農林水産省のガイドライン（2004年）で表示が統一されている。これにより，「無農薬栽培」「減化学肥料栽培」などの表示はできなくなった。「特別栽培農産物」の表示にあたっては，都道府県の認証を受けて行う。

禁止されている表示
「無農薬」や「無化学肥料」という表示は，残留農薬を含まないかのような印象を与え，有機農産物より優良であるとの誤解も招くので禁止されている。「減農薬・化学肥料」などの表示も，削減の割合がわからないなどの理由から禁止されている。

Eマーク（地域特産品認証制度）	飲用乳の公正マーク
都道府県が認証した地域の特産品につける	全国飲用牛乳公正取引協議会が適正な表示をしていることを認めたもの
特別用途食品マーク	特定保健用食品マーク
病者，妊産婦，乳幼児等などの健康の維持増進に適するものとされた食品	健康の維持増進に役立つことが認められた食品

2 有機農産物の表示

有機農産物に認定され，有機JASマークのついたものだけが「有機」の名称を表示できる。

　以前は農薬や化学肥料を削減して栽培した農産物については，「無農薬野菜」とか「有機農法」といった表示が乱用され，消費者の適正な商品選択に混乱が生じていました。現在は農林水産省のガイドラインで，次のように定められています。

　堆肥などで土づくりを行い，栽培中だけではなく，種まきや植えつけ前2年以上（多年生作物については収穫前3年以上），原則として農薬と化学肥料を使わず，かつ遺伝子組み換え技術を使用せずに生産した農産物を有機農産物といいます。

　事業者の申請に基づいて登録認定機関によって審査が行われ，この認定を受けて有機JASマークを付されたものだけが，「有機」または「オーガニック」の名称を表示することができます。

　「有機」としての認証は，次のような流れで行われ

ます。

■有機食品検査認証制度

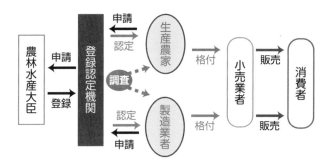

有機農産物は，栽培中だけでなく栽培前最低2年間農薬を使わず，認定機関による認定も必要なので，特別栽培農産物とはまったく別の制度といえます。

3章

買い物上手になろう

遺伝子組換え食品
→ P.135参照

3　遺伝子組換え食品の表示

 遺伝子組換え表示は，だいずなど9種類の農産物とその加工品に義務づけられる。

　遺伝子組換え技術を使って品種改良した農産物を遺伝子組換え農産物といいます。日本では安全性に問題がないと判断されたものだけが流通を認められており，このような遺伝子組換え農産物とその加工品に遺伝子組換え表示が義務づけられています。

　次の9種類の農産物とその加工品が表示義務の対象となります。

　プラスワン

遺伝子組換えでないとする表示

表示義務の対象である9種類の農産物でも，遺伝子組換え技術を使用しておらず，かつ遺伝子組換え農産物と混ざらないよう管理されたものは「遺伝子組換えでない」旨の表示をすることができる（任意表示）。

だいず（枝豆, だいずもやしを含む）・とうもろこし・
なたね・じゃがいも（ばれいしょ）・綿実・
アルファルファ・てん菜・パパイヤ・からしな

■遺伝子組換え表示

表示に使われる表現	意　味
遺伝子組換え	遺伝子組換え農産物を使っている
遺伝子組換え不分別	遺伝子組換え農産物とそうでない農産物を分別せず使っている

4 アレルゲンを含む食品の表示

 アレルギー表示をする特定原材料とは，卵，乳，小麦，えび，かに，くるみ，そば，落花生（ピーナッツ）の8品目をいう。

　アレルギーの原因となる物質を**アレルゲン**といい，これらを含む食品を摂取することで，アレルゲンが体内に入り，引き起こされるのが食物アレルギーです。アレルゲンを異物とみなしてからだが自分自身を防御するために過敏な反応をみせることで起こります。

　食物アレルギーは，大人より子どもに出やすいとされています。症状としては，じんましんなどの皮膚症状，おう吐などの消化器症状，喘息や呼吸困難，意識障害などが現れます。

　アナフィラキシーショックとよばれる最も激烈なタイプでは呼吸困難，血圧低下，意識消失などの症状が起こり，死に至る場合もあります。

　アレルギーを引き起こす食品はさまざまですが，小麦，鶏卵，牛乳によるものが多くもこれらを三大アレルゲンといいます。

　アレルギー表示は，食物アレルギーをもつ人の健康被害の防止を目的としています。食物アレルギーには有効な治療法がなく，アレルゲンを摂取しないことで防ぐしかありません。

　そこで，特定のアレルギー体質をもつ人の健康被害を防止するため，食品表示基準では，アレルゲンを含む一定の原材料について，表示を行う制度を定めています。

　現在，アレルギー表示の対象品目は28品目です。

このうち，とくに症例数が多く症状が重くなる8つの品目を特定原材料といい，これらを含む食品への表示が義務づけられています。また，これに準ずる20の品目は表示を行うことが推奨されています。

■アレルギー表示をする特定原材料等

特定原材料 8品目	卵，乳，小麦，えび，かに，くるみ，そば，落花生（ピーナッツ）	表示を義務づけ
特定原材料に準ずる20品目	あわび，いか，いくら，オレンジ，キウイフルーツ，牛肉，さけ，さば，だいず，鶏肉，バナナ，豚肉，まつたけ，もも，やまいも，りんご，ゼラチン，ゴマ，カシューナッツ，アーモンド	表示を推奨

　アレルギー表示は原則として，「植物油脂（大豆を含む）」というように個々の原材料・添加物ごとに「〜を含む」などと表示します（個別表示）。ただし，例外として「一部に大豆・卵・乳成分を含む」などと，最後に一括表示することも認められています。

5　栄養成分表示

 熱量，たんぱく質，脂質，炭水化物，食塩相当量が栄養成分表示の主要5項目。

　容器包装に入れられた一般用加工食品と添加物について，栄養成分表示が義務化されています。主要5項目である①熱量（エネルギー），②たんぱく質，③脂質，④炭水化物，⑤食塩相当量の含有量を，この順番で表示します。このほか，任意で表示できる栄養成分もあります。

　主要5項目以外にも，飽和脂肪酸や食物繊維は表示が推奨されているほか，カルシウム等のミネラルや，

くるみ

くるみは2023年3月に特定原材料に準ずる品目から特定原材料に変更された。2024年度末までの経過措置期間が設けられている。

3章

買い物上手になろう

強調表示

「ノンカロリー」「鉄分強化」など健康の保持増進に関わる栄養成分を強調する場合は，その含有量が一定の基準を満たしている必要がある。

食塩相当量の計算方法

食塩相当量（g）＝ナトリウム（mg）×2.54÷1000

ビタミンなどの量も任意で表示することができます。

なお，ナトリウムの量は，ナトリウム塩を添加していない食品に限り表示できますが，この場合もカッコ内に食塩相当量を併記することとされています。

■栄養成分表示の例（「牛乳」の場合）

栄養成分表示	
1本（200ml）当たり	
エネルギー	139kcal
たんぱく質	6.8g
脂 質	8.0g
炭水化物	10.0g
食塩相当量	0.2g
カルシウム	227mg

表示が義務づけられている栄養成分以外の成分が表示されていることもある

チェック&テスト

キーポイント	できたらチェック ☑	
食品に表示されるマーク	□ 1	JAS規格に合格した場合でもその表示は義務ではない。
有機農産物とは	□ 2	有機農産物とは，栽培中，農薬と化学肥料を使用せずに生産した農産物のことをいう。
	□ 3	有機JASマークがついていないと，「有機」とは表示できない。
遺伝子組換え食品の表示	□ 4	だいずなど9種類の農産物とその加工品に，遺伝子組換え表示が義務づけられている。
アレルゲンを含む食品の表示	□ 5	アレルギー表示が義務づけられる特定原材料には，えび，かに，だいずが含まれている。
	□ 6	アレルギー表示は，食物アレルギーをもつ人の健康被害の防止が目的とされている。
栄養成分表示	□ 7	栄養成分表示は，容器包装に入れられた一般用加工食品については原則として任意表示とされている。
	□ 8	カルシウムは，栄養成分表示の主要5項目のひとつである。

解答 1.○／2.× 栽培中だけでなく，栽培前の最低2年間使用しない／3.○／4.○／5.× だいずは特定原材料には含まれていない／6.○／7.× 食品表示法によって，原則として表示が義務化されている／8.× カルシウムは主要5項目に含まれていない

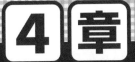

段取り上手になろう
（衛生管理）

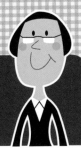

食中毒とは

細菌などの病原微生物が食中毒の原因になります。ここでは病原微生物による食中毒を中心に学習します。食中毒の発生状況やおもな病原微生物ごとの症状，予防策などについて正しい知識を身につけましょう。

> 食中毒は，有毒物質が包装容器や調理器具，食器などに付着していたことによって発生する場合もあります。

プラスワン

栄養障害

消化器官の障害や摂食障害などが原因となって栄養素が不足することで，体内の代謝が正常に行えなくなっている状態。

📖 用 語

アレルギー様食中毒

アレルギー体質でない人が，赤身の魚などを食べたときアレルギーのような症状を起こすこと。ヒスタミンという物質が原因。

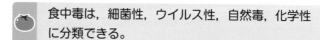

1　食中毒の症状と原因

🍅 食中毒は，細菌性，ウイルス性，自然毒，化学性に分類できる。

　飲食物に含まれている有毒な物質を摂取することによって発生する健康被害を**食中毒**といいます。一般には「食あたり」ともよばれています。おもな症状として，腹痛，おう吐，発熱，下痢などがみられますが，最悪の場合は死に至るケースもあります。なお，栄養障害などは食中毒に含まれません。

　食中毒はその原因物質によって，**細菌性食中毒，ウイルス性食中毒，自然毒食中毒，化学性食中毒**などに分類されます。

■食中毒の種類

細菌性	感染型	カンピロバクター，サルモネラ属菌など
	食品内毒素型	黄色ブドウ球菌など
	生体内毒素型	ウエルシュ菌など
ウイルス性	ノロウイルスなど	
自然毒	植物性	毒きのこ，じゃがいもの芽など
	動物性	ふぐ毒，貝毒など
化学性	アレルギー様食中毒，農薬の誤用，有害な食品添加物など	

2　食中毒の発生状況

 栄養素，湿度（水分），温度は，病原微生物が増殖するための3条件。

食中毒は，その多くが細菌またはウイルスを原因として起こります。

かつて日本人が魚を多く摂取していたころは腸炎ビブリオによる発生件数が第1位でしたが，最近は食生活の欧米化とともに肉食が増えたため，**カンピロバクター**を原因とする食中毒事件が多くなっています。このことから，食中毒の発生が，社会環境や食生活のあり方と密接に結びついていることがわかります。

病原微生物が増殖するための条件は栄養素，湿度（水分），温度の3つです。細菌性の食中毒は6月～10月に発生件数が多くなります。梅雨時期から高温多湿の夏場にかけては細菌が増殖しやすいからです。

■菌が増殖する3条件

条件	特徴
温度	30～40℃程度の温度帯が最も増殖しやすい
湿度	水分を多く含む食品ほど病原菌が増殖しやすくなる
栄養素	たんぱく質（アミノ酸）や糖質，ビタミンなどが必要となる

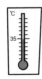

4章　段取り上手になろう

用語

ふぐ毒

ふぐの卵巣や肝臓に含まれるテトロドトキシンという猛毒。加熱しても毒性が失われず、死亡率が非常に高い。

用語

潜伏期間

病原菌に感染してから身体に症状が現れるまでの時間。

二次汚染

細菌やウイルスが、調理器具（包丁、まな板など）や人間の手を介して、ある食品（肉、魚など）から別の食品（野菜など）へ移行すること。

カンピロバクターには少量の酸素という特殊な条件下で増殖する特徴があります。また、菌数が少量でも食中毒を発症します。

　ただし、細菌性の食中毒以外では、毒きのこによるものが秋、ふぐ毒を原因とするものは冬に集中します。また、ノロウイルスを原因とするウイルス性の食中毒は冬季を中心にたいへん多く発生しているので、年間を通じた対策が必要です。

■食中毒の原因となるおもな病原微生物

腸炎ビブリオ （細菌　感染型）	
特徴	塩分を好み、海水程度の濃度3〜5%で増殖する。夏〜秋に多発。他の細菌と比べて増殖速度が速いが、真水や熱に弱い
潜伏期間	10〜18時間
主な症状	腹痛（上腹部）、下痢、発熱、おう吐
原因食品	魚介類（刺し身、寿司、魚介加工品）のほか、二次汚染による各種食品（塩辛など）
予防法	魚介類は新鮮なものでも真水でよく洗う。短時間でも冷蔵庫に保存し、増殖を抑える。60℃、10分間の加熱で死滅する
カンピロバクター　（細菌　感染型）	
特徴	鶏、豚、牛の腸管内に生息して、食肉を汚染する。乾燥にきわめて弱く、常温の空気中で徐々に死滅する。また、通常の加熱調理で死滅する
潜伏期間	48〜168時間（2〜7日）
主な症状	腹痛、下痢、発熱など。倦怠感や頭痛などが起こることもあり、風邪と間違いやすい
原因食品	食肉、飲料水、生野菜など。近年は、食肉（特に鶏肉）によるものが増加傾向にある
予防法	調理器具を熱湯消毒し、よく乾燥させる。肉と他の食品との接触を避ける。食肉に十分な加熱をする。飲料水は煮沸する

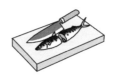

サルモネラ属菌　（細菌　感染型）	
特徴	動物の腸管，自然界（河川，下水など）に広く分布。鶏卵は殻から中身まで汚染されていることもある。熱に弱い
潜伏期間	8～48時間
主な症状	激しい腹痛（へそ周辺），水様下痢，発熱，おう吐，脱力感
原因食品	鶏卵，食肉（牛レバー刺し，鶏肉）など
予防法	肉・卵は十分加熱する（75℃で1分以上で死滅）

黄色ブドウ球菌　（細菌　食品内毒素型）	
特徴	人や動物の化膿創（かのうそう），鼻咽頭（びいんとう）などに分布する。化膿菌ともよばれる
潜伏期間	1～3時間
主な症状	吐き気，おう吐，腹痛，下痢
原因食品	おにぎり，サンドイッチ，弁当，生菓子など
予防法	手指を洗浄消毒する。傷や化膿創があるときは，食品に直接触れないようにする

腸管出血性大腸菌　（細菌　生体内毒素型）	
特徴	動物の腸管内に生息し，糞尿を介して食品や飲料水を汚染する（飛沫（ひまつ）感染はしない）
潜伏期間	24～216時間（1～9日）
主な症状	腹痛と大量の新鮮血を伴う血便，尿毒症，意識障害。短期間で死に至る場合もある
原因食品	飲料水，焼き肉，牛レバーなど
予防法	加熱（75℃で1分以上）や消毒薬により死滅する。通常の食中毒対策を確実に実施することで十分に予防可能といえる

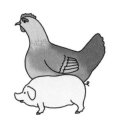

卵の生食は新鮮なものに限ります。家庭の手作りケーキや手作りマヨネーズなどから，サルモネラ属菌の食中毒が発生した事例もあります。

4章　段取り上手になろう

MRSA

黄色ブドウ球菌の一種で，「メチシリン耐性黄色ブドウ球菌」の略。抗生物質に対して耐性を持っているため病院などで集団感染しやすい。

O157の意味

大腸菌はO抗原（細胞壁由来）とH抗原（べん毛由来）により細かく分類されており，O157はO抗原として157番目に発見されたものという意味。

SRSV

「小型球形ウイルス」
の略。ノロウイルスの
旧名であり、2003（平
成15）年から「ノロ
ウイルス」へと名称が
変わった。

いずし

魚とご飯を一緒に漬け
こみ発酵させたもの。
ボツリヌス菌食中毒の
原因食品になりやすい。

食品を加熱調理しても
ウエルシュ菌の耐熱性
芽胞は生き残り、食品
の温度が発育に適した
温度まで下がると発芽
し急速に増殖します。
このため大量の食品を
加工する施設での発生
（学校給食での集団食
中毒など）が多くみら
れます。

 用 語

芽胞

特定の菌がつくる細胞
構造の一種。生育環境
が増殖に適さなくなる
と菌体内に形成され、
発育に適した環境にな
ると本来の細胞となっ
て再び増殖する。

ノロウイルス　（ウイルス）	
特徴	食品取扱者を介した二次汚染が多い
潜伏期間	24 〜 48時間
主な症状	下痢，おう吐，吐き気，腹痛，微熱
原因食品	カキ等の二枚貝，二次汚染された食品
予防法	食材を中心部まで加熱（85 〜 90℃で90秒以上）。手指の洗浄，調理器具の熱湯消毒
ボツリヌス菌（細菌　食品内毒素型）	
特徴	土壌中，河川，動物の腸管など，自然界に広く生息。酸素のないところで増殖する
潜伏期間	12 〜 36時間
主な症状	おう吐，頭痛，手足の痛み，視覚障害，呼吸困難
原因食品	ソーセージ，ハム，肉類の缶詰，いずしなど
予防法	十分に加熱して調理し，保存は低温で行う
ウエルシュ菌（細菌　生体内毒素型）	
特徴	人や動物の腸管や土壌，下水に広く生息。芽胞は100℃で1 〜 3時間の加熱に耐える
潜伏期間	8 〜 20時間
主な症状	下痢，腹痛
原因食品	肉・魚・野菜を使用した煮物，カレーなど
予防法	清潔な調理を行い，調理後，速やかに食べる
セレウス菌（細菌　食品内および生体内毒素型）	
特徴	土壌，水中，ほこりなど自然界に広く生息
潜伏期間	下痢型：8 〜 16時間，おう吐型：1 〜 5時間
主な症状	おう吐型：吐き気，おう吐，腹痛 下痢型：下痢，腹痛
原因食品	おう吐型：チャーハン，ピラフ，スパゲティなど 下痢型：食肉，スープ，ソース，プリンなど
予防法	米飯や麺類を室温で放置せず，調理した後，速やかに食べる

3　食中毒と腐敗

 食品の外見や臭いなどで食中毒の発生を判断することは難しい。

（1）腐敗

　細菌性，ウイルス性の食中毒や腐敗はどちらも微生物の働きによって生じます。腐敗とは，食品に微生物が増殖した結果，食品本来の味や香りが損なわれて食べられなくなることをいい，悪臭やすっぱい味がすることで腐敗したことがわかります。ところが，食中毒の場合は微生物が増殖したり毒素を産出したりしていても，見た目や臭い，味などは普通と変わらないことが多いので注意が必要です。

　たとえ食品が腐敗していなくても食中毒は発生するので，注意しなければなりません。

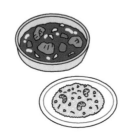

（2）有害微生物

　食品にさまざまな変化を起こす微生物には，病気を起こす有害微生物と，人間や動植物が生きていくために必要で，有益にはたらく微生物があります。腐敗に関係しているのは有害微生物です。

腐敗と似たことば
①変質
乾燥や変色，変形などによって食用に適さなくなること。
②変敗
おもに油脂などの劣化によって色や味などが変わり，食用に適さなくなること。
③酸敗
食品中の成分が酸化することによって食用に適さなくなること。

4章　段取り上手になろう

・消化器系の病気に関係する微生物…赤痢菌，腸チフス菌，パラチフス菌，コレラ菌など

・食中毒を引き起こす微生物…大腸菌，プロテウス菌，セラチア菌など

・発がん性をもつ微生物…アフラトキシン（発がん性をもつカビ毒。青カビ，毛カビ，クモノスカビなどが産生する）

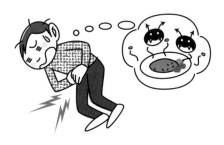

 ## チェック＆テスト

キーポイント			できたらチェック☑
食中毒の原因	☐	1	食中毒の原因物質には，細菌，ウイルス，自然毒，化学物質などがある。
発生状況	☐	2	食中毒は夏季に集中し，冬季にはほとんど発生しない。
	☐	3	病原微生物が増殖する条件は,湿度(水分),温度,酸素の3つである。
	☐	4	かつて日本の食中毒の原因菌の第1位は腸炎ビブリオであったが，最近はカンピロバクターが圧倒的に多くなっている。
ウイルス性食中毒	☐	5	ノロウイルスは真水に弱いので，魚介類などを真水でよく洗うことが予防策になる。
食中毒と腐敗	☐	6	腐敗とは，おもに油脂などの劣化によって食品の色や味などが変わり，食用に耐えられなくなることをいう。
	☐	7	食中毒の危険性は，食品の外見や臭いなどから判断できる。

解答 1.○／2.× ふぐ毒やノロウイルスを原因とするものが冬季に発生する／3.× 酸素ではなく，栄養素／4.○／5.× 設問の記述はノロウイルスではなく，腸炎ビブリオの説明／6.× 設問の記述は腐敗ではなく，変敗の説明／7.× 食品の外見や臭いなどで判断するのは難しい

食中毒の予防

ここでは細菌性食中毒を予防する3つの基本原則を学び，さらにこれを具体化した家庭での予防ポイントをみていきます。冷蔵庫での食品の保存方法や調理の際の注意事項がとくに重要です。

1 細菌性食中毒の予防3原則

 清潔，迅速・冷却，加熱・消毒は細菌性食中毒を予防する基本である。

細菌性食中毒の予防の3原則は清潔・迅速・加熱です。

（1）細菌をつけない（清潔）

細菌はもともと食品についている場合もあり，これが手指や調理器具などを介してほかの食品を汚染しないよう，手をよく洗い，器具を清潔に保つ必要があります。

手洗いの際には，次の手順で正しく洗うことが大切です。

①手を水で濡らしてから普通の石鹸をつける

②30秒以上かけて，手全体，指，指の間，指先をハンドブラシを使って洗う

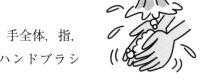

③20秒以上かけて石鹸を流水で洗い流す

④逆性石鹸液をつけてもみ洗いする

⑤20秒以上かけて流水ですすぐ

⑥ペーパータオルや温風器で手の水気をとる

🍚 プラスワン

微生物の制御に関する用語

「殺菌」は有害微生物を死滅させることである。広い意味では，以下も含まれる。

「洗浄」とは，有害物質を，水や洗浄剤で取り除くこと。

「消毒」とは，有害微生物を殺菌したり滅菌して感染力のない安全な状態にすること。

「除菌」とは，洗浄などにより有害な微生物を取り除くこと。

「滅菌」とは，ほとんど微生物を死滅させ，ほぼ無菌状態にすること。

「静菌」とは，微生物の増殖を抑制する状態におくこと。低温貯蔵や塩蔵など。

「抗菌」とは，静菌（増殖させない）と滅菌（死滅させる）の中間的な効果のこと。

逆性石鹸
→ P.133参照

（2）細菌を増やさない（迅速・冷却）

　食品に細菌がついてしまっても，食中毒を起こす量（菌数または毒素量）まで増殖しなければ食中毒は起こりません。細菌の多くは冷却すると増殖しにくくなるため，食品は迅速に冷蔵庫で保管するようにします。また，細菌は時間の経過とともに増殖するので，手早く調理し，速やかに食べることが大切です。

（3）細菌を殺す（加熱・消毒）

　細菌は一般に熱に弱いため，食品についた食中毒菌のほとんどは十分な加熱によって死滅します。また，調理器具を洗浄したあと，熱湯や塩素剤などで消毒することが大切です。

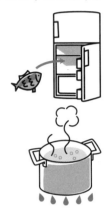

（4）調理者の衛生管理

　食中毒を予防するためには，調理者が発生源にならないことが重要です。皮膚や粘膜に傷があるときには調理を行わないようにします。傷が化膿しているときには黄色ブドウ球菌が繁殖している可能性が高いため，特に注意が必要です。

　また，定期的に健康診断を受けたり，月に1度検便を行うなど，健康管理を徹底することが求められています。

2 家庭での予防のポイント

 冷蔵庫には食品を詰めすぎない。また，肉や魚のドリップがほかの食品にかからないようにする。

(1) 買い物のとき

　肉，魚，野菜などの生鮮食品は新鮮なものを選びます。冷凍食品のパックに霜や氷が付着しているものは避けましょう。生鮮食品や要冷蔵・冷凍食品の購入は買い物の最後にし，購入したら寄り道をせずに帰りましょう。

(2) 冷蔵庫での保存

　冷蔵室は10℃以下，冷凍室は−15℃以下に室温を保つようにします。冷気の循環が十分に行われるよう，食品は詰めすぎないようにしましょう。常温で保存できる缶詰やレトルト食品を冷蔵庫に入れる必要はありません。野菜類は泥を落とし，ビニール袋などに入れてから野菜室に保管します。また，どこに何を入れるのかあらかじめ決めておけば，ドアの開閉時間を短縮でき，冷気を逃がさず電気代の節約にもなります。

　食品別に，次のように保存します。

①生鮮食品類

　冷蔵・冷凍での温度管理が必要な食品は，持ち帰ったらすぐに冷蔵庫や冷凍庫に入れます。

②肉，魚，野菜

　ビニール袋や専用の容器に入れて冷蔵庫や冷凍庫に入れます。

 プラスワン

細菌やウイルスなどの病原体の感染経路

①飛沫感染
咳やくしゃみによって飛んだしぶき（飛沫）に含まれている病原体を吸入して感染する。

②空気感染
病原体を含んだ飛沫が水分を失って飛沫核となり，長時間にわたり空気中に浮遊しているものを吸入して感染する。なお，飛沫感染と空気感染を吸入感染ともいう。

③接触感染
病原体の付着した物や感染者に接触することによって感染する。経口感染と皮膚感染に分けられ，経口感染では病原体が口を通って消化管から侵入する。

4章　段取り上手になろう

■冷蔵庫の上手な使い方

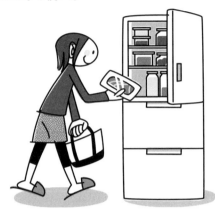

・食品を詰めすぎない（7割程度に）
・冷蔵庫は10℃以下
・冷凍庫は－15℃以下
・どこに何を入れるかを決めておく

(3) 調理のとき

　冷凍された食品は使う分だけ解凍し，一度解凍したものを再冷凍することは避けましょう。また，調理前の肉や魚介類の**ドリップ**が，ほかの食品などにかからないよう注意しましょう。

　包丁やまな板はよく洗い，**熱湯消毒**してから使います。生の肉や魚を切ったあと，包丁やまな板を洗わずに野菜などを切ることはやめましょう。肉用，魚用，野菜用を別々にそろえておくと安全です。

　加熱調理する場合は，食品の中心部分を最低でも75℃で1分間以上加熱することをめやすに火を通しましょう。

ドリップ
冷凍の魚や肉などを解凍したときに出る液汁のこと。

ノロウイルス汚染のおそれのある食品の場合は，中心部分の温度85～90℃で90秒以上の加熱が必要です。

■調理のときのポイント

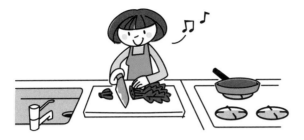

・肉や魚のドリップがかからないように
・包丁やまな板は熱湯などで消毒
・肉や魚を切った包丁で野菜を切らない
・キッチンシンクなども清潔に
・加熱調理は最低75℃で1分以上加熱

（4）食事のとき

　調理後は，できるだけ早く食べるようにします。食事の前には必ず手を洗い，温かい料理は温かいうちに，冷たい料理は冷たいうちに食べるようにします。料理は，室温に長時間置かないように注意が必要です。

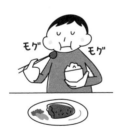

（5）あと片づけ

　保存する料理は冷ましてから冷蔵庫に入れましょう。食器や調理器具は，食事後できるだけ早く洗います。そのほか，キッチンシンクや三角コーナー，スポンジ，ふきんなども，熱湯や薬剤などで消毒しましょう。

4章　段取り上手になろう

プラスワン

洗浄や消毒などに使用するおもな薬剤
①エタノール製剤
エタノール（アルコール）が主成分なので，調理器具のほか食品や手指にも使用できる。
②塩素系消毒剤
次亜塩素酸ナトリウムが主成分。殺菌剤として洗濯やキッチン用に使用されるほか，野菜などの食品にも使われている。
③酸素系漂白剤
過炭酸ナトリウムなどが成分。食器やふきんなどの漂白，除菌に使用される。
④逆性石鹸
洗浄作用が弱い反面，強い消毒力を持っている石鹸。手指にも使用できる。

チェック&テスト

キーポイント			できたらチェック ☑
予防3原則	☐	1	細菌性食中毒の予防3原則とは，「つけない」「増やさない」「殺す」の3つをいう。
冷蔵庫での保存	☐	2	冷蔵庫は，食品をたくさん詰めて入れるほど保冷効果が上がる。
	☐	3	野菜などは泥をつけたまま冷蔵庫に入れたほうがよい。
調理のときのポイント	☐	4	肉や魚介類のドリップがほかの食品にかからないようにする。
	☐	5	冷凍された食品は調理に使う分だけ解凍し，一度解凍したものは再冷凍しないようにする。
	☐	6	包丁やまな板をよく洗い，まず生の肉や魚を切ってからそのまま野菜などを切るようにする。
	☐	7	食品を加熱調理するときは，食品の中心部分を75℃で1分間以上（ノロウイルス汚染のおそれのある食品の場合は，85〜90℃で90秒以上）火を通す。

解 答 1.○／2.× 食品を詰めすぎないほうが保冷効果が高い／3.× 泥がついていると細菌の温床になりやすい／4.○／5.○／6.× 野菜のほうを肉や魚より先に切る。肉や魚を先に切ったときはまな板と包丁をよく洗ってから野菜を切るようにする／7.○

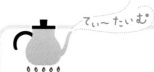

てぃ〜たいむ

菌が死んでも毒は残った！

　ある乳製品工場で停電が起きました。製造ラインがストップし，温度の管理ができなくなりました。このとき，なんと乳に混入していた黄色ブドウ球菌が大増殖。しかし，しばらくして停電は復旧し，再び温度管理ができるようになると，黄色ブドウ球菌は加熱によって死滅していきました。ところが，この加工乳を飲んだ多くの人たちがおう吐や吐き気を訴え始めました。幸い死者は出なかったものの，被害の認定者数14,780人という大規模な食中毒事件となりました。2000（平成12）年6月に起きた実際の話です。黄色ブドウ球菌は死滅したが，停電の間に生み出された毒素エンテロトキシンが加熱後も残っていたのです。

　「おにぎり」による食中毒の約4割は手指から感染する黄色ブドウ球菌が原因です。おにぎりは必ずラップに包んで握りましょう。

Lesson 3

食の安全を考える

B 頻出度

ここでは，遺伝子組換え食品，環境ホルモン，食品添加物，そして BSE（牛海綿状脳症）の問題について理解を深めながら，食の安全について考えていきます。

1 遺伝子組換え食品

 除草剤の影響を受けにくい性質や，害虫に強い性質を導入した農産物が実用化されている。

遺伝子組換えとは，ある生物の役に立つ遺伝子を取り出し，それをほかの生物へ導入することにより，改良しようとする生物に新しい性質を持たせる技術をいいます。現在では，除草剤の影響を受けにくい性質や害虫に強い性質などを導入した農産物が実用化されており，これによって農薬の使用量を減らしたり，農薬散布の労力やコストを削減したりできるようになっています。

一方，遺伝子組換え農産物を一般の田畑で栽培したり飼料として利用したりするためには，栽培や流通の前に，生態系に影響を及ぼすおそれがないことや，食品や飼料として利用する場合の安全性を確認しておかなければなりません。

このため，遺伝子組換え農産物を食品として利用する場合は，国の安全性審査を受けることが義務づけられています。また，だいずやとうもろこしなど9種類の遺伝子組換え農産物とその加工品には，遺伝子組換えに関する表示が義務づけられています。

 用語

農薬
病気，害虫，雑草から農作物を守り，収穫や品質を維持するために使用される薬剤。

生態系
一定の場所に生存するすべての生物と環境をひとつのまとまりとしてとらえたもの。

しょうゆと油はだいずやなたねなどの加工品ですが表示義務がありません。組換えられたDNAとこれによって生じたたんぱく質が，加工過程で分解除去されてしまうからです。

遺伝子組換え表示

➡ P.117参照

2　環境ホルモン

 ダイオキシン類，殺虫剤や除草剤などが環境ホルモンとして疑われる化学物質に挙げられる。

　人体の外に存在していて，口や鼻，皮膚などから侵入し，体内の正常なホルモンに影響を与える物質を環境ホルモンといいます。人体には，体内ホルモンのバランス障害などに影響があるといわれていますが，科学的には解明されていません。

（1）ダイオキシン類

　代表的な環境ホルモンとして，**ダイオキシン類**があります。ダイオキシン類は，生ゴミを焼却する際に大気中に排出されます。その後，さまざまな粒子に付着して地上に到達し，植物，土壌，水などを汚染します。蓄積されたダイオキシン類が水中のプランクトンや魚介類に取り込まれた後，私たちがそれを摂取し，体内に蓄積されていくと考えられています。

　ダイオキシン類は脂肪に溶けやすい性質をもち，魚介類や動物の脂肪に蓄積されています。

（2）残留農薬

　使用された農薬は，時間が経つとともに分解され，風や雨にも流されますが，収穫までにすべてなくなるわけではありません。こうして農作物に残った農薬を**残留農薬**といいます。残留農薬が人の健康に害を及ぼすことがないよう，生産者には農薬ごとの使用量など決められた使い方が義務づけられています。また，食品中に残留する農薬の量の限度（**残留農薬基準値**）が定められ，この基準値を超える食品は販売などが禁止されます。

プラスワン

ポストハーベスト
収穫後の農産物に農薬を使用すること。貯蔵や輸送中に害虫などが発生して農産物が損失することを防ぐ目的。日本では一部の場合を除きポストハーベスト目的で使用できる農薬はない。

　2006（平成18）年には農薬の**ポジティブリスト制度**が始まりました。以前は，残留してはならない農薬だけ基準値を定めてリスト化していたので，基準値の定められていない農薬が食品から見つかっても，その食品の流通を規制することができず，食の安全を確保するうえで大きな課題となっていました。そこで，ポジティブリスト制度では原則的にすべての農薬に基準値を定めました。現在では，基準値を超えて残留している農薬が見つかったときは，その食品の流通を禁止することができます。

使用・残留を認めるものには残留基準を設定し，それ以外のものには一律基準(0.01ppm)を適用します。そしてどちらも基準値を超えて農薬が残留している食品については販売を原則禁止します。

従来
ネガティブリスト制度
・原則規制がない状態
・規制するものについてリスト化
・リスト外のものについては規制できない

2006年5月末〜
ポジティブリスト制度
・原則規制（禁止）された状態
・使用を認めるものについてリスト化
・リスト外のものについては一律基準を適用

3　食品添加物

食品添加物には，食品の保存性を高めたり，風味や外観をよくしたりする目的がある。

　現在，日本で使用が認められている食品添加物は，次のように分類されます。

①指定添加物

　国が安全性と有効性を確認して指定した添加物。化学的合成品および天然物です。

②既存添加物

　長年使用されていた実績があるものとして国が認め

た天然添加物。くちなし色素，柿タンニンなど。

③**天然香料**

　バニラ香料，かに香料など動植物からとった天然物。

④**一般飲食物添加物**

　果汁や寒天のように，通常は食品として食べられるものを添加物として使用するものです。

■**食品添加物の使用目的別分類**

使用目的	食品添加物
食品の製造・加工のために欠かせない，作業効率を高めるもの	豆腐を固めるための凝固剤（にがり），粘着防止剤など
食品の保存性を高めるもの	かびや細菌の増殖を抑え食中毒を防ぐ保存料，酸化を防ぎ長く保存できるようにする酸化防止剤など
食品の風味・外観をよくするもの	味をよくする調味料・甘味料，香りをつける香料，色をつける着色料，食感をよくする乳化剤など
食品の栄養素を強化するもの（表示免除）	アミノ酸類，ビタミン類，ミネラル類などを強化する栄養強化剤など
食品の品質を向上させるもの	増粘剤，pH調整剤など

　食品添加物には，生涯，毎日摂取し続けても健康に問題がなく，安全とされた摂取量が示されています。これを一日摂取許容量（ADI）といい，1日当たりの平均値を体重1kg当たりで割って求めます。

　また，原料には含まれているものの，最終的に加工された食品では微量になり，効果を発揮しない食品添加物を**キャリーオーバー**といい，ケーキの原料のバターに含まれている酸化防止剤などが当てはまります。せんべいの味つけに使われたしょうゆにごく微量の保

プラスワン

食品添加物の表示
食品に使用された食品添加物は，すべて表示することが原則である。ただし，キャリーオーバーなど表示が免除されるものもある。

存料が含まれていて，せんべいの保存には保存料としての効果を発揮しない場合も，キャリーオーバーになります。

4　BSE（牛海綿状脳症）

 BSE の発生数が激減した現在も，特定危険部位の除去などの対策が継続されている。

　BSE は牛海綿状脳症の略称です。牛の脳の組織がスポンジ状になり，麻痺を起こしたり立てなくなったりする中枢神経系の病気です。原因は十分に解明されていませんが，プリオンという通常の細胞たんぱく質の異常化したものが原因と考えられています。日本では国産牛について，肉骨粉をえさとして与えないことや，特定危険部位を除去し焼却することを義務づけています。健康な牛の検査は廃止となりました。

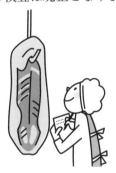

5　新型インフルエンザ

 鳥インフルエンザも豚インフルエンザも人への感染被害が確認されている。

　これまで，人間には感染しないとされていた感染症が，人間に感染した例が報告されるようになっています。

 プラスワン

肉骨粉
牛や豚などから食肉を取り除いたあとの骨や臓器を乾燥させて粉状にした飼料で，BSE の感染源と考えられる。

特定危険部位
異常プリオンが蓄積しやすい部位で，除去の対象となる。
脳，脊髄・脊柱，眼球，扁桃，回腸

日本では全頭検査が行われていましたが，2017年4月から，健康な牛のBSE検査は廃止されました。

4章

段取り上手になろう

高病原性鳥インフルエンザA（H5N1）およびA
（H5N6）がその例として挙げられます。

鳥インフルエンザが人から人へ感染する可能性もあ
り、感染発症が起きた場合には、死亡率が高くなると
されています。

また、豚インフルエンザA（H1N1）は、すでに、
2009（平成21）年に人から人に感染して世界的に流
行しました。その際には、多くの感染者や死亡者が報
告されています。

さらに、2019（令和元）年に発生した新型コロナウ
イルス（COVID-19）は、2020年から世界的な大流行（パ
ンデミック）となり、日本でも流行し、多くの感染者
や死者が出ました。

チェック＆テスト

＋ーポイント			できたらチェック ✓
遺伝子組換え食品	☐	1	だいずは遺伝子組換え表示が義務づけられている農産物なので、だいずの加工品であるしょうゆは表示義務の対象である。
環境ホルモン	☐	2	残留農薬基準値を超えた農薬が残留している食品は、販売が禁止される。
	☐	3	ポジティブリスト制度とは、残留してはならない農薬だけ基準値を定めてリスト化する制度である。
食品添加物	☐	4	調味料や乳化剤は、食品の風味・外観をよくする目的で使用される。
	☐	5	食品添加物はキャリーオーバーも含めて、すべて表示しなければならない。
BSE	☐	6	BSEの原因や人間への影響については、十分解明されている。

解答 1.× しょうゆと油は表示が免除されている／2.○／3.× 設問の記述はポジティブリスト制度ではなく、ネガティブリスト制度の説明／4.○／5.× キャリーオーバーは表示が免除されている／6.× 原因や感染経路、人間への影響など、まだ十分に解明されていない

食品の化学変化と保存方法

ここでは微生物による食品の化学変化と発酵による食品加工について，食品の保存方法と種類について学習します。

1 食品の化学変化と加工食品

食品の化学変化には，変質，変敗，腐敗，発酵，熟成などがある。

　微生物が食品中で繁殖してその成分を変化させる作用に，食用に適さなくなる変質，変敗，腐敗など有害無益なものと発酵，熟成など有益なものがあります。発酵作用でできた食品を発酵食品といいます。

変質，変敗，腐敗
 P.127参照

用語

熟成
発酵の過程で，温度や湿度などの条件により食品のうま味や風味が増加すること。

■発酵食品

微生物の種類	発酵食品	作用する食用微生物
細菌類	ヨーグルト	乳酸菌
	納豆	納豆菌
	食酢	酢酸菌
酵母類	パン	パン酵母
	ビール	ビール酵母
	ワイン	ぶどう酒酵母
	蒸留酒	酵母
かび類	かつお節	麹かびなど
細菌＋酵母	漬物	乳酸菌，酵母
酵母＋かび	清酒	麹かび，清酒酵母
	焼酎	麹かび，焼酎酵母
細菌＋酵母＋かび	しょうゆ	麹かび，しょうゆ酵母，細菌
	みそ	麹かび，酵母，細菌

プラスワン

塩蔵法の方法
食塩水に漬ける立て塩，直接塩をふりかけるまき塩（撒塩法）などの方法がある。

漬物法
塩蔵法の塩漬けと同様の砂糖漬け，酢漬け，粕漬け，味噌漬けなどのことをいう。

紫外線照射法・放射線照射法
食品を天日干しりして殺菌する方法。放射線の照射は，ジャガイモの発芽防止にのみ認められている。

2 食品の保存方法

 食品の保存方法には，加熱法，低温法，乾燥法などさまざまな種類がある。

　食品が変質や腐敗などによって食用に適さなくなることを防ぐため，さまざまな保存方法があります。

①**加熱法**……食品を加熱し，微生物を死滅させ，酵素を不活性化することにより食品の変質を防ぐ方法。
　→牛乳の殺菌処理など

②**低温法**……低温にして微生物の活動を押さえる方法。
　−15℃以下で急速に冷やす方法を冷凍という。
　→冷凍食品，チルド食品など

③**乾燥法**……微生物の活動に必要な水分を取り除いて保存する方法。→スルメ，干物，干ししいたけなど

④**塩蔵法**……塩を使って腐敗細菌などを押さえて保存する方法。→新巻鮭，塩辛など

⑤**燻煙法**……防腐作用のある煙の成分を染み込ませる方法。→ベーコン，ハム，ソーセージなど

⑥**空気遮断法**……びんや缶などに入れ，空気を抜いて保存する方法。→缶詰，びん詰など

⑦**食品添加物による方法**……保存料や防腐剤などを添加する方法。

 チェック＆テスト

キーポイント			できたらチェック ☑
食品の化学変化と加工食品	□	1	ヨーグルトに作用する微生物は麹かびである。
食品の保存方法	□	2	食品の保存方法の加熱法には牛乳の加熱処理などがある。

解答 1.× 乳酸菌である。／2.○

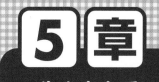

5章

生き方上手になろう
（食マーケット）

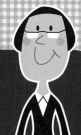

小売の種類

まず「業種」と「業態」の違いを理解したうえで，どのような業態の小売業が発展しているのかを学習します。店舗を持たない販売形態では，インターネットを利用した通信販売がとくに重要です。

1 業種から業態へ

 何を売っているか（業種）より，どのような売り方をしているか（業態）が重視される。

八百屋，魚屋などの「屋」のつく店では，何を売っているのかがはっきりしています。このように，小売店を取扱商品の種類によって分類したものを業種といいます。

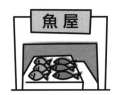 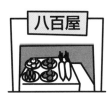

しかし，業種では価値観やライフスタイルの多様化した現代の消費者のニーズを満たすことは難しくなっています。

単に「何を売っているか」だけではなく，「どのような売り方をしているか」という営業形態による分類を業態といいます。今日では，従来の業種に代わって業態が重視されているのです。

用語

ニーズ
消費者が必要性を感じている状態。あるいは必要としているもの。

2 業態の種類

 コンビニエンスストアは，消費者にとっての「便利さ」を追求した小売業態である。

小売業のおもな業態をみていきましょう。

(1) スーパーマーケット

食料品全般と雑貨などを扱い，セルフサービス方式で，大量の商品を安く販売することを基本とします。

(2) レギュラーチェーン

一般的にはチェーンストアとよばれています。本部企業が店舗を増やし，直営店として経営します。従業員の雇用も本部が行います。デパートやスーパーマーケットなどが当てはまります。

■レギュラーチェーンのかたち

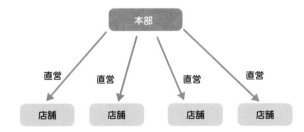

(3) ショッピングセンター

計画的に開発された，小売業，飲食業，サービス業などの集団施設です。商業集積ともよばれます。

(4) ディスカウントストア

EDLP（Every Day Low Price）がモットー。一時的なセールではなく，常に低価格で販売しています。大量仕入れや大量販売，質流れ品の調達・販売などによって，消費者に商品を低価格で販売するという業態

5章 生き方上手になろう

です。なかには，独自に商品の販売企画を行い，生産，調達，販売を一貫して行うことによって，低価格化している例もあります。

ディスカウントストアには，カテゴリーキラー，パワーセンター，ホールセールクラブ，ハイパーマーケットなどの形態があります。

キラーとは
「killer（殺人者）」から，スポーツなどで，特定の人をよく負かす存在を指していう。

■ディスカウントストアの形態

①カテゴリーキラー

　家電品，紳士服，スポーツ用品，玩具など，特定の分野の商品を専門的に扱い，総合的な品ぞろえの大型店の売り場を閉鎖に追い込むほどの勢力をもつ。

②パワーセンター

　スーパーマーケット，カテゴリーキラーなどを同じ敷地内に集めた郊外型ショッピングセンター。大手スーパーマーケットや大手小売店が経営母体になっていることが多い。

③ホールセールクラブ

　会員制の低価格小売業。もともとは中小の小売店に対して，現金払い持ち帰り販売（キャッシュ＆キャリー）の卸売（ホールセール）業だったが，小売業として発展した。個人でも会員になれば利用できる。日本にもアメリカの企業が進出している。倉庫型の店舗で，ばら売りではなく，まとまったロット単位でのまとめ買いができる。

④ハイパーマーケット

　大規模な店舗に安い価格の多種類の商品を並べて販売する形態。郊外に設置されている。フランスにおける定義は，売り場面積が2,500㎡以上あり，販売商品は食料品を中心に，生活に関する多品目を取り扱うセルフサービス業態で営業する店舗とされている。

小売業としてのホールセールクラブ
日本で展開しているホールセールクラブのなかには，個人が会員となり，カード払いが可能な場合もある。

（5）アウトレットストア

　メーカーなどが，自社製品の過剰在庫品を格安で販売している店です。

（6）コンビニエンスストア

　立地，営業時間，品ぞろえ，サービスなど，消費者にとっての「便利さ」を追求した小売業態です。一般に次のような特徴を備えています。

■コンビニエンスストアの特徴

①半径500mを商圏とする

②24時間営業，年中無休（24時間営業しない場合もある）

③売り場面積は100m²（約30坪）前後

④食料品，日用雑貨など，約3,000品目を扱う。生鮮食品が充実している店舗もある

⑤多頻度小口配送システムを導入している

⑥宅配便やクリーニング，各種チケット，公共料金の支払いなども取り扱う

⑦金融機関のATMを設置している

⑧情報システムを使った商品管理を行う

⑨フランチャイズチェーン方式を採用しているところが多い

　本部企業（フランチャイザー）が加盟店を募集し，一定の地域内での商標等の使用と営業の権利を認めて商品を提供し，一方，加盟店は加盟料（イニシャルフィー）と経営指導料（ロイヤリティー）を支払います。これを**フランチャイズチェーン方式**といいます。

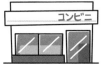

用語

多頻度小口配送

1回で配送する商品を少なくし，その代わり配送の回数を多くする物流の方法。コンビニエンスストアは在庫スペースが狭いこと，総菜や弁当など鮮度を大切にする商品が多いことなどを理由に導入されている。

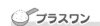

スーパーバイザー

フランチャイズチェーンの本部の意向を加盟店に伝え，品ぞろえや陳列方法，在庫管理，販売員の教育などについて，指導や助言を行う担当者である。

生活協同組合

非営利の事業活動体であり，消費者が出資金を支払って組合員になる。組合員は共同購入に参加したり，店舗で商品を購入したりできる。一般に「生協」とよばれている。

5章

生き方上手になろう

■フランチャイズチェーンのかたち

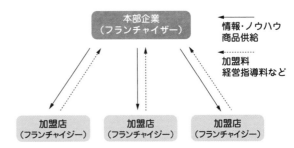

(7) ドラッグストア

医薬品や化粧品のほか，日用家庭用品などを低価格で提供する小売業態。チェーン化が進んでいます。

(8) ホームセンター

日曜大工用品やガーデニング用品，ホビー用品などを中心に，生活関連雑貨を豊富に取りそろえた郊外型の小売業です。

3 無店舗販売

 無店舗販売には訪問販売や通信販売があり，インターネットを利用した通信販売が成長している。

無店舗販売とは，店舗を開設せずに商品を販売する小売業態をいいます。おもなものをみておきましょう。

(1) 訪問販売

セールスマンが消費者宅を訪問して商品を販売する場合のほか，喫茶店や路上での販売，ホテルや公民館などを借りて行う展示販売などがあります。

(2) 通信販売

雑誌や新聞，テレビなどで広告し，ファックスや電話などの通信手段によって申込みを受けるという販売方法です。

(3) インターネット取引

eコマースの普及によって，インターネット上のオンラインショッピングを利用する人が増加しています。バーチャルショップとよばれる仮想の店舗ではさまざまな商品が扱われ，産地直送の生鮮食品なども販売されています。インターネットを利用した**オークション**もさかんです。

また，交通機関が利用できたり，現金払いのわずらわしさがない**電子マネー**の活躍場面が広がっています。流通系（Edy, nanaco）や交通系（Suica, ICOCA）などがあります。

eコマース
➡ P.186参照

インターネットオークションに出品されている商品に希望購入価格をつけて入札すると，最終的にいちばん高い値段をつけた人が落札します。また，参加者は自分の商品を出品することもできます。

5章　生き方上手になろう

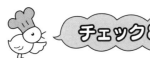
チェック＆テスト

キーポイント			できたらチェック ☑
業種と業態	☐	1	現在の小売業の販売手法は「どのように売るか」から「何を売るか」という傾向に変化している。
いろいろな小売業態	☐	2	ディスカウントストアでは，EDLPをモットーとして，家庭用品，衣類，家電品などを総合的に扱っている。
	☐	3	カテゴリーキラーやアウトレットストアなどを同一敷地内に集めたショッピングセンターのことを，ハイパーマーケットとよぶ。
	☐	4	倉庫型の店舗でサービスを省略し，現金払いの持ち帰り販売を行う会員制の低価格小売業のことを，ホールセールクラブという。
無店舗販売	☐	5	訪問販売には，喫茶店や路上での販売，ホテルなどでの展示販売も含まれる。
	☐	6	オンラインショッピングとは，商品に希望購入価格をつけて入札し，最も高い価格をつけた人が落札するシステムのことをいう。

【解答】 1.×「何を売るか（業種）」から「どのように売るか（業態）」へと変化している／2.○／3.× ハイパーマーケットではなく，パワーセンター。ハイパーマーケットは規模の大きなスーパーマーケットのこと／4.○／5.○／6.× 設問の記述はインターネットオークションの説明である。インターネットオークションはオンラインショッピングのひとつの形態である

Lesson 2 ミールソリューションとは

頻出度 B

外食や中食といった「食の外部化」が進展しています。その要因を探りながら,「食事」に関する問題を解決するためのミールソリューションと,その手法のひとつであるHMRについて学習します。

---

1 食の外部化

 食の外部化が進んだ要因には,女性の社会進出などが挙げられる。

■内食,外食,中食

内食	生鮮食品を購入し,家庭内で調理して,家庭内で食べること
外食	レストランやファストフード店での食事,学校給食など家庭の外で食べること
中食	内食と外食の中間形態。スーパーマーケットやデパ地下の総菜,コンビニエンスストアの弁当を家庭に持ち帰って食べること

 中食は中食,内食は内食と読みます。

用語

デパ地下
デパートの地階にある食料品売り場の略称。総菜や弁当の売り場が充実している。

総菜
主食に対する副食全体を指す。おかず。煮物や和え物などの和風総菜のほか,洋風総菜や中華風総菜,調理パンなどが含まれる。

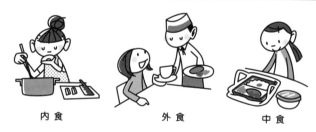

内食　　外食　　中食

現在,外食や中食といった**食の外部化**が進んでいるが,要因として女性の社会進出が挙げられます。調理に時間をかけられない人にとって,手間をいかにして省くかは切実な問題です。

少子化や核家族化が進み,一人暮らしや夫婦だけの世帯が増えたことも,一因といえるでしょう。

このようなライフスタイルの変化のなかで，消費者が食に関してどのような問題を抱え，何を求めているのかを考えていくことが重要です。

2　ミールソリューション

 食事に関する問題を解決する提案のことを，ミールソリューションという。

(1) ミールソリューションとは

ミールソリューションとは，食事に関する問題を解決する提案のことです。

食事に関する問題は，一人ひとり違います。その問題に解決策を提案していくことは，食生活アドバイザー®の役割のひとつです。

ミールソリューションの考え方により，以前は生鮮食品の提供を中心としてきた小売店が，「食卓を提案」するという新しいスタイルへと変化しつつあります。品ぞろえや売り場づくりなどにもさまざまなくふうがみられます。

(2) ホームミールリプレースメント

ホームミールリプレースメント（HMR）とは「家庭でつくる食事に代わるもの」という意味であり，家庭でつくる食事をスーパーマーケットなどが代わりに総菜や加熱するだけの簡単に調理できる食品などとして提供するものです。

ホームミールリプレースメントには，次のようなものがあります。

①Ready to Prepare（レシピと食材が準備されている）

②Ready to Cook（下ごしらえまでされている）

ミールソリューションは1990年代にアメリカのスーパーマーケット業界が外食産業に対抗するために考え出した手法です。

 プラスワン

駅ナカ
電車の駅構内に展開している店舗。通勤途中などに利用できて便利である。食品を扱う小売店はミールソリューションの手法のひとつといえる。

地下鉄（東京メトロ）の駅に付随する地下街をエチカといいます。

5章
生き方上手になろう

③**Ready to Heat**（温めれば食べられる）

④**Ready to Eat**（そのままで食べられる）

ホームミールリプレースメントは，ミールソリューションの手法のひとつとして，その便利さから注目を浴びるようになってきています。

しかし，単なる便利さだけで食品を選択することはできません。品質や衛生管理は行き届いているのか，塩分やエネルギーの過剰摂取にならないか，あるいは家族で食卓を囲むということがおろそかにならないかなど，これまで学んできたことがらを踏まえた提案ができなければ，本当のミールソリューションとはいえません。

チェック＆テスト

キーポイント			できたらチェック ☑
食の外部化	☐	1	女性の社会進出や一人暮らし世帯の増加といった社会的背景が，食の外部化を促した要因と考えられる。
	☐	2	スーパーの総菜やコンビニ弁当などは，内食と外食の中間形態として「中食」とよばれている。
ミールソリューション	☐	3	ミールソリューションとは，家庭でつくる食事の代用品という意味である。
	☐	4	ミールソリューションは，消費者の食に関する問題を解決するための取り組みである。
	☐	5	デパ地下などでは，青果や鮮魚といった食材を充実させる傾向がみられる。

解答 1.○／2.○／3.× 家庭でつくる食事の代用品はホームミールリプレースメント（HMR）。HMRはミールソリューションのひとつの手法である／4.○／5.× 青果や鮮魚ではなく，総菜や弁当などを充実させる傾向がみられる

Lesson 3 物流の役割と日本の商慣行

頻出度 **A**

流通の重要性と最近の変化について学習します。物流だけでなく，商流や情報伝達などの機能も重要です。また，日本独特の商慣行について，その内容と問題点を理解しておきましょう。

1 流通の役割

🍅 流通には，物流機能，商流機能，情報伝達機能，金融機能がある。

　生産された商品が生産者から消費者にわたるまでの全般的な経済活動を流通といいます。自給自足の時代とは異なり，生産者と消費者との間に人的，空間的，時間的な隔たりが存在します。この隔たりを埋めることが流通の役割です。

　交通システムや商品の保存方法などを含めた流通の発達によって，私たちは遠隔地の商品でも容易に購入できるようになりました。

　流通は，具体的に次の4つの機能を果たします。

■流通の機能

物流機能	商品を生産者から消費者まで輸送する，保管する，仕分けする，梱包するといった，物質的に商品を流通させる機能
商流機能	問屋や商社などの卸売業者が商品を生産者から買い付けて小売業者に卸し，小売業者が消費者に販売するというように，商品を生産者から消費者まで売買などによって取り引きしていく機能
情報伝達機能	「売れ筋・死に筋」といった販売情報や，新商品に関する情報などを提供する機能
金融機能	商品代金を回収したり立て替えたりする機能

プラスワン

卸売と小売
①卸売
生産者から商品を買い付けて小売業者に売ること。「卸す」という。卸売業者は問屋ともよばれる。総合商社は大規模な卸売業者である。
②小売
商品を消費者に対して販売すること。小さな個人商店だけでなく，デパートやスーパーなども大規模な小売店である。

用語

売れ筋
よく売れている商品のこと。
死に筋
販売計画よりも極端に売れず，今後は販売を中止にすると判断された商品のこと。

2 流通チャネルの多様化

最近，卸売業者を通さない「流通の中抜き」の傾向がみられる。

流通チャネル（流通経路）とは，商品が生産者から消費者に至るまでの経路のことです。

■食料品の流通チャネル

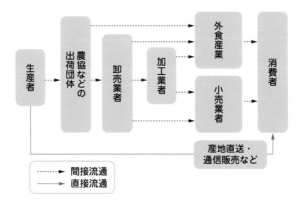

■流通チャネル

間接流通	生産者と消費者との間に，卸売業者や小売業者などの流通業者が存在する場合
直接流通	卸売業者や小売業者などが介在せず，生産者が直接消費者に販売する場合。産地直送や通信販売などがある

膨大な数の消費者の好みを知り，どの商品が売れるのかをいち早く察知できるのは小売業者です。

また，小売業者の要求に応じて生産者から商品を買い付け，輸送するのが，卸売業者や運送業者の役割です。

しかし，流通経路が長く複雑になると，商品の価格は一般に高くなります。また，IT技術の発達により，生産者みずから消費者の情報を入手できるようになり

プラスワン

中央卸売市場
大都市の消費者が必要とする生鮮食品が全国から集まり，仲卸業者などが買い付けて分荷していく。公開の場での「せり」売りなどにより公正な価格が形成されている。

流通を「川の流れ」にたとえて，生産者側を「川上」,消費者側を「川下」とよぶことがあります。

ました。そのため，最近では卸売業者を流通経路からはずす中抜きの傾向がみられます。

　多様化した流通システムとして次のような形態を挙げることができます。

(1) 共同配送

　メーカーから小売業者までの商品配送の際に，メーカー各社の商品を一緒に載せて小売業者まで配送する方法をいいます。配送によるコストやロスを解消することを目的としています。

(2) 窓口問屋制

　共同配送を行うために，一定の地域ごとに物流センターの役割を担う指定の卸売業者を置き，納入商品もそこに集約する方法をいいます。

(3) クイックレスポンス（QR）

　製造から販売までのすべての無駄を排除し，コストを削減する方法です。削減したコストを価格に反映させ，消費者に還元していくことを目的としています。

3　日本的商慣行

 一店一帳合制や建値制度といった日本的商慣行は，その見直しが進められている。

　日本にはメーカーや流通業者の利益を保護するための独特の商慣行があります。しかし，閉鎖的で弊害が大きいとして海外からも指摘されており，その見直しが進んでいます。おもなものをみておきましょう。

(1) 一店一帳合制
（いってんいっちょうあいせい）

　メーカーが卸売業者に対し小売業者を指定したり，小売業者に特定の卸売業者以外と取り引きさせないようにしたりすることです。系列の強化が目的です。

制度価格
メーカーが，卸売業者や小売業者に対して設定した販売価格を制度価格という。

メーカー希望小売価格
メーカーや代理店などがあらかじめ自社製品に設定した販売参考小売価格のこと。

オープン価格制度
卸売業者や小売業者が自分の判断で価格を決められる制度。オープンプライスともいう。これによって公正な競争が促され，消費者にも価格が安くなるというメリットがある。

（2）建値制度

制度価格の安定化を図るために，メーカーが一定の取引数量について設定した価格を建値といい，この価格を卸売価格の基準にするため，小売業者，卸売業者とも自由な価格決定ができません。そこで，最近では建値制度を廃止し**オープン価格制度**を導入するメーカーが増えています。

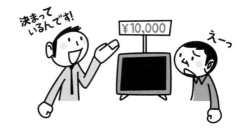

（3）リベート

一定期間の取引金額等に応じて，メーカーから卸売業者や小売業者などに払い戻される金銭のことで，「キックバック」とか「割戻し」などともよばれます。目的や支払の基準が不明確であると批判されています。

（4）委託販売制

メーカーや卸売業者が，商品を小売業者に渡して販売してもらう方法をいいます。小売業者が商品の販売を終わった時に，小売業者への代金が支払われます。

（5）返品制度

委託販売で売れ残った商品をメーカーや卸売業者に返品できる制度をいいます。

（6）派遣店員制度

メーカーが，デパートや大型小売店などの小売業者に，メーカーの商品の販売させることを目的として店員を派遣する制度をいいます。人件費は，メーカーが

負担します。

　このほかの日本的商慣行として，不人気商品を売れ筋の商品とセットにして売る「抱き合わせ販売」，優越した地位にある大規模小売業者による納入業者への「押しつけ販売」などが挙げられます。

「抱き合わせ販売」や「押しつけ販売」などは独占禁止法で禁止されています。

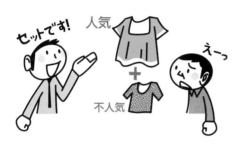

キーポイント		できたらチェック ☑
流通の役割	□ 1	流通の機能には，物流機能，商流機能のほかに，売れ筋・死に筋といった情報を伝達する機能もある。
	□ 2	死に筋商品とは，消費期限または賞味期限が切れた商品をいう。
	□ 3	流通の商流機能とは，生産者から消費者に至るまで商品の取引を行う機能をいう。
流通チャネル	□ 4	流通チャネルとは，商品が生産者から消費者に至るまでの道筋をいい，卸売業者や小売業者が必ず介在しなければならない。
	□ 5	最近は，卸売業者を流通経路からはずす中抜きの傾向がみられる。
日本的商慣行	□ 6	閉鎖的で弊害が大きいとされる日本的商慣行には，一店一帳合制のほか，リベート，オープン価格制度，委託販売制などがある。
	□ 7	返品制度とは，委託販売で売れ残った商品をメーカーや卸売業者に返品できる制度をいう。

解答 1.○／2.× 売れ行きが悪く販売中止にされる商品のことであり，消費期限などは関係ない／3.○／4.× 卸売業者や小売業者などが介在する間接流通と，介在しない直接流通とがある／5.○／6.× オープン価格制度ではなく，建値制度／7.○

小売システムと物流システムの変化

頻出度

小売業者は商品を売るために，品ぞろえや陳列方法などさまざまな努力をしています。これがマーチャンダイジングであり，そのために不可欠なPOSシステムとロジスティックスについて学習します。

1 マーチャンダイジングとは

 マーチャンダイジングとは，最適な商品を最適な場所・時期・価格で販売するための施策である。

どのような商品を，いくらで，どのように提供するかを計画し，実行することを**マーチャンダイジング**といいます。最適な商品を，最適な場所・時期・価格で販売するための体系的な施策であり，**商品化計画**ともよばれます。具体的には，計画→仕入れ・品ぞろえ→価格設定→陳列→販売活動という流れをとります。

■**代表的な陳列方法**

バーチカル**陳列** ホリゾンタル**陳列**

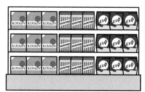 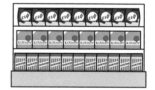

同じカテゴリーの商品を垂直（縦）方向に陳列する。商品が目にとまりやすい

同じカテゴリーの商品を水平（横）方向に陳列する。売り場全体が見渡しやすい

ほとんどの顧客が店内に入ってから買うものを決定するといわれているため，店内での陳列の仕方は非常に重要です。販売を強化したい商品を陳列棚の両端に

プラスワン

値入れと値つけ
「値入れ」は仕入れ値に利益を上乗せして売値を決めること。一方，「値つけ」は売値を表示したプライスカードやシールなどを商品につける作業を指す。

積み上げる**エンド陳列**，商品内容や食べ方などを紹介する**ポップ（POP）**とよばれる店頭・店内広告などは，顧客の目を引きつけるのに有効です。このほかにも，**アイランド（島）陳列**，**ジャンブル陳列**などといった陳列方法があります。

■エンド陳列とPOP

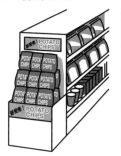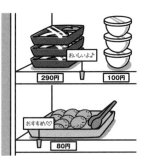

　また，先に入荷した商品から先に売れるように並べる方法を**先入先出**陳列といいます。とくに牛乳や豆腐などの**日配品**は温度管理が重要なため，先入先出が基本とされています。

2　POSシステム（販売時点情報管理システム）

 POSシステムの導入によって，合理的な品ぞろえや在庫管理が可能となった。

　スーパーマーケットやコンビニエンスストアのレジでは，各商品につけられた**バーコード**を読み取って精算を行います。

■バーコード

 用　語

ポップ（POP）
Point Of Purchase の頭文字。購買時点広告という意味。商品紹介を手書きしたボードやポスター，天井からつり下げたペナント，プライスカード，のぼりなど，さまざまな種類がある。

アイランド（島）陳列
店舗内の通路の真ん中に台を設け，目玉商品などを陳列する方法。

ジャンブル陳列
商品をかごやワゴンに投げ込んだままの状態で見せる陳列方法。

日配品
日もちせず毎日配送しなければならない商品のこと。牛乳，乳製品，納豆，豆腐，うどん玉，こんにゃくなど。

プラスワン

POSシステム
POS は Point Of Sales の頭文字。「ポスシステム」と読む。

5章　生き方上手になろう

用語

マーチャンダイザー
マーチャンダイジング
を担当する人材。

品切れと欠品
商品が売れて在庫がな
くなることを「品切
れ」，一方，発注や出
荷ミスなどによって予
定どおりの商品が取り
そろえられない状態を
「欠品」という。

用語

機会ロス
品切れや欠品がなけれ
ば得られていたはずの
売上げや利益を失うこ
と。機会損失ともいう。

ロジスティックスは，
もともと武器や食料な
どを戦場に補給するこ
とを意味する「兵站」
という軍事用語です。

グリーンロジスティックス
環境に配慮したうえで
資材調達，輸配送，廃
棄，リサイクルまでを
総合的にとらえる物流
システムをいう。

このとき，どの商品が，いつ，いくらで，何個売れ
たかといったデータが記録されます。このように，商
品が販売された時点で情報を記録し，その集計結果を
在庫管理やマーチャンダイジングに活用するシステム
のことを POS システム（販売時点情報管理システム）
といいます。これに基づいて，マーチャンダイザーは
商品の販売動向や顧客情報を把握し，売れ筋または死
に筋商品の見極めを行っています。

POS システムのメリットをまとめてみましょう。

①レジでの精算業務が簡素化され，スピードアップ
　が図れる

②在庫状況が即座にわかるので，品切れや欠品をな
　くし，機会ロスを減らすことができる

③データをもとに，品ぞろえや商品陳列などの計画
　の決定が合理的に実行できる

④卸売業者や小売業者自身が企画するプライベート
　ブランド商品の開発に役立つ

なお，POS システムは商品を自動的に発注するシ
ステムではないということに注意しましょう。

3　ロジスティックス

 ジャストインタイム物流とは，必要なものを，必
要なときに，必要なだけ供給するしくみである。

ロジスティックスとは，販売状況や消費者のニーズ
に合わせて，効率的に商品を供給するためのシステム
です。単に商品を保管して輸送するだけのこれまでの
物流とは異なり，適量の商品を生産し，無駄なく継続
的に供給することを目的としています。

ロジスティックスを実現するためのしくみのひとつ

に，「必要なものを，必要なときに，必要なだけ」供給する**ジャストインタイム**物流というシステムがあります。これは，多頻度小口配送に適しているため，コンビニエンスストアなどチェーンストアに活用されています。注文してから届くまでの時間（**リードタイム**）が短縮され，いつでも新鮮な商品が入手できるので，在庫負担が少なくてすみます。

ジャストインタイム物流はもともとトヨタ自動車が開発した「かんばん方式」とよばれる生産システムを流通に応用したものです。

しかし，チェーンストアが納入業者に対してジャストインタイム物流を要求することは，在庫コストの押しつけにつながるといった指摘もあります。

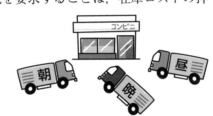
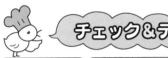

5章

生き方上手になろう

チェック＆テスト

キーポイント			できたらチェック ☑
マーチャンダイジング	☐	1	ロジスティックスとは，最適な商品を，最適な場所・時期・価格で販売するための施策であり，「商品化計画」ともよばれる。
	☐	2	ホリゾンタル陳列とは，販売を強化したい商品を陳列棚の両端に積み上げる陳列方法をいう。
POSシステム	☐	3	POSシステムによって，精算業務のスピードアップが図れる。
	☐	4	小売業者自身がプライベートブランド商品を企画・開発する場合には，POSシステムは役に立たない。
	☐	5	POSシステムが商品の販売直後に自動発注をかけるので，納品の効率がよくなった。
ロジスティックス	☐	6	ジャストインタイム物流は，多頻度小口配送に適しているため，コンビニエンスストアなどに活用されている。

解答　1.× 設問の記述はロジスティックスではなく，マーチャンダイジングの説明／ 2.× ホリゾンタル陳列ではなく，エンド陳列の説明／ 3.○／ 4.× POSシステムによって消費者ニーズが把握できるので，プライベートブランド商品の開発に役立つ／ 5.× POSシステムは商品の自動発注を行わない／ 6.○

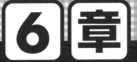

6 章

やりくり上手になろう
（社会生活）

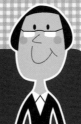

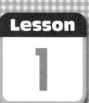

Lesson 1

経済と暮らし

頻出度 **A**

経済主体とよばれる企業，家計，政府のうち，ここでは消費活動を行う家計と，生産活動を行う企業について学習します。また，企業が行うリストラの問題についても考えてみましょう。

1 経済とは

経済とは，生産と消費を中心とする人間の活動をいう。

　生活のために必要な物品を財といい，生活に役立つ通信や交通，医療，教育などをサービスといいます。そして，売買するために生産された財やサービスのことを商品とよびます。経済とは，商品の生産と消費を中心とする人間の活動です。

　経済活動を行う企業，家計，政府の3つを経済主体といいます。

■3つの経済主体の関係

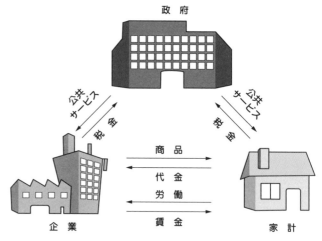

プラスワン

財とサービス

〔財〕

生活のなかで消費される消費財と，ほかの財を生産するために使う工業原料や機械などの生産財に分かれる。

〔サービス〕

外食，旅館やホテルでの宿泊，借家，駐車場，医師による診療，学校教育，インターネット通信や携帯電話，映画やスポーツなどの教養娯楽関連，その他多くの種類がある。

社会的分業の発達した現代では，おもに企業が商品の生産活動を担います。家計は消費活動を中心に行い，商品の**代金**を企業に支払います。また，収入を得るために企業などに**労働**を提供し，**賃金**を受け取ります。

一方，政府（国と地方公共団体）は**公共サービス**を提供し，企業と家計は政府に**税金**を支払います。

2　家計

 可処分所得とは，年収から税金と社会保険料を差し引いた金額をいう。

生産活動は**収入**を生み出し，消費活動は**支出**をともないます。

家計とは，家庭における収入と支出のことをいいます。家計では，収入から税金や社会保険料を差し引いた残りを消費と貯蓄にあてます。

■家計の収入と支出

収入	①労働収入		賃金（給与）
	②事業収入		自営業者（個人事業主）の収入
	③財産収入		土地や建物を貸すことで得られる地代・家賃，預金や貯金についてくる利子，株式の配当など
	④再分配収入		年金や児童手当などの社会保障による収入
支出	実支出	消費支出	住居費，食料費，光熱費，被服費，教育・娯楽費，交通費，通信費など
		非消費支出	税金，年金・健康保険などの社会保険料
	実支出以外の支出		貯蓄

年収から税金と社会保険料を差し引いた残りの金額を**可処分所得**といいます。このうち，消費支出に回さ

公共サービス

医療，保健，福祉分野のサービス，道路や橋の建設，廃棄物処理，下水道，義務教育などの公的教育サービスのほか，警察・消防による治安サービスなども含まれる。

6章

やりくり上手になろう

エンゲル係数

家計の消費支出に占める食料費の割合。一般に生活水準が高いほどエンゲル係数は下がるといわれる。

消費性向が高くなるほど家計の消費意欲が高いことになります。

用 語

資本主義経済
利益の追求を目的として，資本を持つものが労働者からその労働力を買い，商品の生産を行うという経済体制。

法令遵守や社会貢献はもちろんのこと，消費者や取引先，従業員，株主といった利害関係者に対し責任ある行動をとることが企業の社会的責任として求められています。

れる額の割合を消費性向，貯蓄に回される額の割合を貯蓄性向といいます。

3 生産と企業

 企業活動を持続するには，利益追求だけでなく，法令を遵守し，社会的責任を果たすことが必要。

　資本主義経済のもとでは，元手となる資本を持つものが自由に企業をおこし，商品生産を行うことができます。商品は利益を得るために生産され，その利益は出資者に分配されます。しかし，市場を通じて自由に取引が行われる結果，景気の変動を生じ，所得分配の不公平や労働者の失業，環境破壊の問題などを招きます。

　ここでは，現代の企業活動に関係するいくつかの用語をみておきましょう。

(1) コンプライアンス

　「法令遵守」ともいい，法律や社会のルールに違反することなく企業活動を行うことを意味します。食品の偽装表示事件などが相次ぐなか，コンプライアンスの重要性が再認識されています。

(2) サステナビリティ

　「持続可能性」という意味です。単に利益を追求するだけでなく，自らが社会に対して及ぼす影響について責任を果たしていかなければ企業は活動を続けていくことができません。とくに，環境保護活動に取り組む姿勢が問われています。

(3) ナレッジマネジメント

　個々の従業員が現場で得た知識や情報などを組織として共有し，それを有効活用することによって問題の

解決や業績の向上に役立てようとする経営手法です。

(4) コアコンピタンス

その企業の中核的な能力。具体的には，独自の技術やシステム，得意とする専門分野など，他社には容易に真似できないものを指します。強い競争力の元になるもので，経営を多角化する場合には，自社のコアコンピタンスを正しく認識していることが大切です。

(5) アウトソーシング

自社の業務の一部を，専門業者などに**外部委託**することをいいます。情報システムの構築や保守といった高度な専門性を必要とするものだけでなく，備品管理や経理業務，製品の開発や生産，物流などにも活用されています。

> ナレッジマネジメントを通じた知識や技術の集約が，企業のコアコンピタンスを強化するといわれています。

プラスワン

コアコンピタンス戦略
経営をコアコンピタンスに集中し，不得意な分野をアウトソーシングする経営手法をいう。

プラスワン

整理解雇
経営の合理化のために行われる解雇。4つの要件がある。
①人員削減の必要性
②整理解雇の回避努力
③解雇の基準と対象者選定の合理性
④労働者側との十分な協議

4　リストラクチャリングとは

 事業の再構築をリストラクチャリングというが，人員削減の意味で「リストラ」と略される。

企業が，経営環境の変化に対応して事業を再構築することを**リストラクチャリング**といいます。たとえば成長部門を強化したり，買収によって事業規模を拡大したりすることもリストラクチャリングです。

しかし，日本では不採算部門の事業縮小や，とくに人員削減の意味で「リストラ」という場合が一般的です。

人員削減の対象となった従業員に対して，再就職の支援や斡旋（あっせん）などを行うことを**アウトプレースメント**といいます。また，労働時間を減らすことによって仕事や賃金を分かち合うことを**ワークシェアリング**といいます。失業者を出さないための制度ですが，日本では

> 人員削減を行う企業の依頼を受けて再就職の斡旋などを代行してくれるビジネスのことをアウトプレースメントとよんでいる場合もあります。

やりくり上手になろう

まだ導入が進んでいません。

1980年代の急速な円高を背景に，日本の主要産業は安い労働力と土地を求めて海外に生産拠点を移しました。これにより，製造業を中心とした国内の産業活動は衰退していきました。これを産業の空洞化といいます。国内における雇用の喪失や国際競争力の低下などの影響も指摘されています。

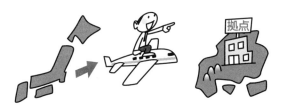

チェック&テスト

キーポイント	できたらチェック ☑
経済主体	☐ 1　経済活動を行う企業，家計，政府の3つを経済主体とよぶ。
家計	☐ 2　可処分所得とは，年収に税金と社会保険料を加えた金額である。
企業	☐ 3　食品偽装表示などの企業不祥事が相次ぎ，コンプライアンスの重要性が再認識されている。
	☐ 4　他社には容易に真似のできない，その企業の核ともいえる能力のことを，ナレッジマネジメントとよぶ。
	☐ 5　アウトプレースメントとは，自社の業務の一部を専門業者などに外部委託することをいう。
リストラクチャリング	☐ 6　リストラクチャリングとは，人員削減対象となった従業員に対して再就職の支援や斡旋を行うことをいう。
	☐ 7　主要産業が安い労働力などを求めて海外に生産拠点を移し，国内の産業活動が衰退してしまったことを産業の空洞化とよぶ。

解答 1.○／2.× 加えた金額ではなく，差し引いた金額／3.○／4.× ナレッジマネジメントではなく，コアコンピタンス／5.× 設問の記述はアウトプレースメントではなく，アウトソーシングの説明／6.× 設問の記述はリストラクチャリングではなく，アウトプレースメントの説明／7.○

Lesson 2 物価と税金

価格のしくみ，市場での自由競争を妨げる行為，インフレやデフレの影響などについて学習します。また，政府の支出をまかなう税金について理解を深めましょう。

頻出度 **A**

1 価格と値ごろ感

 値ごろ感のある価格設定が，商品の売れ行きを左右する重要な要素になっている。

(1) 価格のしくみ

価格とは，その商品の値打ちを貨幣の分量で表したものです。基本的には，価格＝必要経費＋利益（利潤）で成り立っています。

実際の市場で取り引きされるときの価格を市場価格といい，市場価格は，需要（買おうとする量）と供給（売ろうとする量）の関係によって上下します。そして，需要と供給が一致する価格（均衡価格）に向かって近づきます。

少数の大企業が生産や販売を支配している産業では価格競争が弱まり，需要や供給と関係なく価格を決めてしまう傾向があります。このように決められた価格を独占価格といいます。

また，メーカーが卸売業者や小売業者に対し販売価格を指示し，その価格を守らせて値引き販売を制限することを再販売価格維持行為といいます。

価格競争が弱まると，不利益を受けるのは消費者です。そこで独占禁止法に基づいて，公正取引委員会が

 用語

必要経費
生産にかかる必要経費としては，原材料費，設備費，人件費その他の諸経費。卸売業者や小売業者にとっての必要経費としては，人件費，広告宣伝費，運送費，保険料などの販売費および一般管理費。

 用語

独占禁止法
公正かつ自由な競争を促進するための法律。私的独占，再販売価格維持行為などの不公正な取引を規制する。

再販売価格維持行為が認められるのは,書籍,雑誌,新聞,レコード,音楽用テープ・CDのみであり,ゲームソフトや映像用DVDは含まれません。

公共料金

電気・ガス・水道,鉄道などの料金は国民生活に与える影響が大きいため,公共料金として政府がその価格を決定または認可している。

競争を妨げる行為に目を光らせています。

ただし,著作物(書籍,雑誌,音楽用CDなど)については例外的に再販売価格維持行為が認められています。これを**再販売価格維持制度**といいます。

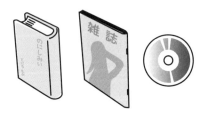

(2) 値ごろ感

商品の価格が,品質や機能に照らし合わせ,妥当であるとして多くの人が感じることを**値ごろ感**といいます。消費者には,生活の質はできるだけ落とさないで安全で安心なものを買いたいという意識があります。安全・安心なものをできるだけ安く買おうとするニーズに応えるためには,質に見合った価格設定が必要となります。これを値ごろ感のある価格設定といい,商品の売れ行きを左右する重要な要素になっています。

何が売れ,何が売れないのか消費者のニーズをつかむことは大変難しいといわれており,スーパーマーケットなどでも,多様になった消費者のニーズへの対応が必要になっています。

全国的な知名度をもち,メーカーの有力商品として全国各地で販売される**ナショナルブランド**ではなく,卸売業者や小売業者が独自に企画・生産した**プライベートブランド**の開発により消費者ニーズに対応していくこともその取り組みの一つです。

　企業は，自身の利益確保だけではなく，食の安全を確保し，安心して食べられる商品を提供するため，日夜，努力しなければ生き残れなくなってきています。

2　物価と暮らし

　インフレーションとは物価が上がり続ける現象であり，通貨の価値が下がる。

(1) 物価

①消費者物価

　消費者物価は，暮らしの状態を測る経済指標の一つです。総務省統計局が全国の消費者が購入する商品の**平均的な価格の動きを測定**し，毎月，**消費者物価指数**として公表されています。

　調査方法は，専門調査員が，百貨店，スーパーマーケット，専門店，一般商店などに直接行き，商品の価格を調べます。これに基づいて算出されますが，品目の銘柄は指定され，同じ品目が継続して調査されます。

②企業物価

　企業物価は，企業間で取引される卸売段階の商品価格の水準をいいます。**景気の動向**を示す指標で，毎月，日本銀行調査統計局が公表しています。これを**企業物価指数**といいます。

(2) 経済指標

　わが国は，輸入大国であり，輸出大国です。このため，円高，円安が国の景気に大きく影響します。暮らしの動向を示す指標として，次のようなものがあります。

物価の動きは，基準となる時期を100として今月は102だとか97だとかいうように指数としてとらえます。

6章

やりくり上手になろう

■主な経済指標

指標	特徴	発表機関 発表周期
実質GDP	国内総生産。1年間の国内の利益の合計	内閣府
		3・6・9・12月
景気動向指数	産業や金融，労働など複数の景気指標を元に指数を算出し，景気全体の現状を知り，将来の動向を予測する	内閣府
		毎月末
消費者物価指数	消費者が日頃購入している商品の値動きを調査し，そこから暮らしの状態を測る	総務省
		毎月
住宅着工統計	住宅新築戸数，建築面積の着工実績から景気の動向がわかる	国土交通省
		毎月
日銀短期経済観測	全国の企業動向から景気についての総合的な判断が示される	日本銀行
		4・7・10・12月
企業物価指数	企業間取引での商品の卸売価格の水準から景気の動向を測る	日本銀行
		毎月
マネーストック	一般法人，個人，地方公共団体が保有する通貨の残高。経済に供給されている通貨の総量（金融機関，政府が保有するものを除く）	日本銀行
		毎月
百貨店売上高	個人消費にしめる割合から，消費動向を測る材料となる	日本百貨店協会
		毎月
新車販売台数	伸び率が景気動向を測る材料となる	日本自動車販売協会連合会
		毎月

(3) インフレとデフレ

　物価が上がると，同じ金額で買える商品の量が少なくなるため，通貨の価値が下がります。賃金が名目上10％増えても，物価が10％以上高くなれば実質賃金は

下がったことになります。物価が上がり続ける現象を**インフレーション（インフレ）**といい，逆に物価が下落し続ける現象を**デフレーション（デフレ）**といいます。

■インフレーションとデフレーション

インフレーション
通貨の価値が下がるので，預貯金を持っている人や年金生活者にとって不利。インフレのおもな原因は次の2つ。 ①商品が流通するのに必要な通貨量よりも多くの通貨が出回り，そのため消費者の需要がふくらんで商品の価格が上がる場合（ディマンドプルインフレ） ②原材料費などが高くなり，生産コストが上昇したことによって商品の価格が上がる場合（コストインフレ）

デフレーション
通貨の量が不足し，需要が控えられることで商品の価格が下がる。企業の利益は減り，生産が衰えて不景気になる。企業倒産が起こり，失業者が増える。また，こうした景気の低迷によってデフレが一層進行し，さらに景気が落ち込むという悪循環が繰り返される状況を**デフレスパイラル**という（スパイラルとは「らせん」という意味）。

　資本主義経済のもとでは，必ず景気の変動が起こります。下図の①→②→③→④→①…のように山と谷が繰り返されることを**景気の循環**といいます。

■景気の循環

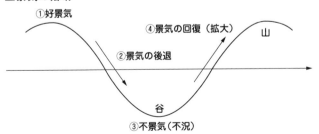

> インフレやデフレになると困ります。物価の安定は，国民が安心して生活していくためにとても重要なのです。

6章

やりくり上手になろう

3 財政と税金

所得税や法人税は直接税であり，一方，消費税や
酒税は間接税である。

政府（国と地方公共団体）は，家計や企業から税金
を集め，それによって公共の仕事を行っています。政
府が行う経済活動を**財政**といい，政府の1年間の収入，
支出をそれぞれ**歳入，歳出**といいます。歳出は原則と
して税金（租税）によってまかなわれます。

プラスワン

消費税の表示
商品の価格を表示する
場合は，消費税を含ん
だ支払総額の表示を義
務づけている。

■おもな税金

		直接税	間接税
国　税		所得税，法人税，相続税，贈与税	消費税，印紙税，酒税，たばこ税
地方税	都道府県税	都道府県民税，事業税，自動車税	都道府県たばこ税，地方消費税
	市区町村税	市（特別区）町村民税，固定資産税	市（特別区）町村たばこ税

・**直接税**…税金を納める義務のある人（納税義務者）
と税金を負担する人（税負担者）とが一致
する税。所得税や法人税など
・**間接税**…納税義務者は販売者や生産者であるが，実
際の税負担者は消費者であるような税。消
費税や酒税など

所得税は，1月1日から12月31日までに得た収入
から経費と控除額を差し引いた金額（課税所得金額）
に，一定の税率をかけ合わせてその税額を求めます。

累進課税とは異なり，
消費税や酒税などは税
率が一律なので，所得
の少ない人ほど負担が
重くなります。これを
逆進性といいます。

■所得の種類

事業所得…農業，漁業，製造業，卸売業，小売業など事業
　　　　　からの所得

不動産所得…家賃，地代，駐車場代など所有している不動
　　　　　　産を貸したことによる所得

給与所得…会社員などの給与・賞与による所得（現物によ
　　　　　るものも含まれる）

雑所得…公的年金，個人年金，作家以外が得た原稿料など

譲渡所得…資産を譲渡したり，売却した場合の所得

配当所得…株式や出資金の配当からの所得

利子所得…預金金利など分配金からの所得

　税率は課税所得金額が大きくなるほど高くなりま
す。これを累進課税といいます。

　深刻な不景気で税収が減っているにもかかわらず，
景気対策などのためには歳出を増やさなければならな
い場合，政府は公債を発行します。しかし，公債の実
質は借金証書です。しかも利子をつけて返済しなければ
ならず，結局は国民の税金から返すことになります。
公債を頼りにするのは健全な財政とはいえません。

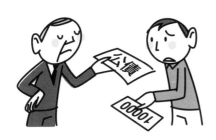

プラスワン

可処分所得

給与やボーナスなどの
個人所得から，税金と
社会保険料(健康保険，
年金保険など)を差し
引いた金額であり，こ
れが「自由に消費に回
せるお金」となる。

 用語

公債

税収だけでは歳出を
まかなえないとき発行
される債券。国の発行
する国債と地方公共団
体の発行する地方債と
がある。

6章 やりくり上手になろう

チェック＆テスト

キーポイント			できたらチェック ☑
価格のしくみ	☐	1	需要と供給が一致する価格を独占価格という。
	☐	2	メーカーが卸売業者や小売業者に販売価格を指示し，その価格を守らせて値引き販売を制限することを再販売価格維持行為という。
	☐	3	書籍や音楽用CDなどの著作物は，例外的に再販売価格維持行為が認められている。
物価と暮らし	☐	4	消費者物価指数は，消費者が購入する商品の平均的な価格変動を測定したものであり，総務省統計局が毎年1回発表している。
	☐	5	物価が下落し続ける現象をデフレーションといい，通貨の価値が下がってしまう。
財政と税金	☐	6	所得税額は，収入から経費と控除額を差し引いた課税所得金額に一定の税率をかけ合わせて計算する。
	☐	7	消費税は，納税義務者と実際の税負担者とが一致している。

解答 1.× 独占価格ではなく，均衡価格／2.○／3.○／4.× 毎年1回ではなく，毎月発表している／5.× 通貨の価値が下がるのはインフレの場合。デフレのときは通貨価値が上がる／6.○／7.× 消費税は間接税なので，納税義務者と税負担者は一致しない

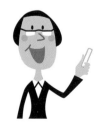
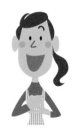

3 円高と円安

日本の食料自給率は低下しており，海外から食品を輸入しています。貿易には外貨が必要であり，外貨と日本円との交換について学習します。とくに円高と円安について理解を深めましょう。

1 貿易と国際収支

 国際収支は経常収支と資本収支に分かれ，経常収支には貿易収支とサービス収支が含まれる。

国と国との商取引（輸出・輸入）を貿易といいます。日本は国土が狭く，資源に乏しいため，輸入なくして国民生活を維持することはできません。輸入するにはその代金を支払うための外貨が必要です。

基本的に日本の貿易は，原料を輸入して工業製品を輸出するスタイル（加工貿易）です。しかし，近年は日本企業が海外に工場をつくり，そこで生産した製品を日本で販売する逆輸入が増加しています。

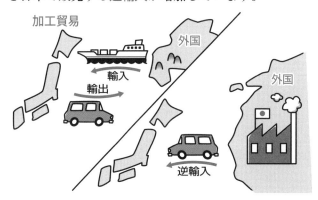

また，商社やスーパーなどが日本人の好みに合った製品を外国につくらせてそれを輸入する開発輸入や，

 プラスワン

外貨準備高
国が輸入代金の決済や借入金の返済といった対外支払いのために保有する外貨や金などの資産。なお，民間企業もこれとは別に外貨を保有している。

 外貨を稼ぐには輸出が不可欠です。日本の産業は自動車を代表とする輸出産業を中心に発展してきました。

外国為替
通貨と通貨を交換すること。為替とは、物を取り交わす「交わし」がなまったものといわれている。

プラスワン

おもな輸出入品目の内容
① 鉱物性燃料
　原油、天然ガスなど
② 原料別製品
　鉄鋼、非鉄金属など
③ 一般機械
　原動機など
③ 電気機器
　半導体等電子部品、映像機器など
⑤ 輸送用機器
　自動車、オートバイ、船舶など

国内では手に入りにくい商品を個人がインターネットなどを利用して購入する**個人輸入**もさかんです。

国の一定期間における対外経済取引を体系的に記録したものが**国際収支統計**です。**経常収支**と**資本収支**の2つの項目があります。

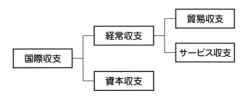

■**経常収支と資本収支**

経常収支	財やサービスの取引による収支 ・貿易収支…財の取引を計上するもの ・サービス収支…サービスの取引を計上するもの
資本収支	海外への投資や海外からの借り入れなどによる資本の流出・流入を表す収支 日本から海外への投資が多いと資本収支は赤字になる

2 為替相場と円高・円安

円高になると、輸入産業は利益を増やすが、輸出産業は利益を減らす。

海外旅行に行くときは、日本円を外貨と交換します。また、商品を輸入している業者は、輸入代金を支払うために外貨を必要とします。そのため、代金をドルで支払う場合には円を売ってドルを買います。逆に、商品を輸出した会社がドルで代金を受け取った場合は、そのドルを売って円と交換するでしょう。

このように、通貨と通貨の交換（売買）を行う市場のことを**外国為替市場**といいます。また、通貨を交換するときの交換比率を**為替相場**または**為替レート**とい

います。

　為替相場は，市場における外国為替の需要と供給の関係によって日々刻々と変化します。

■円の需要と供給の関係

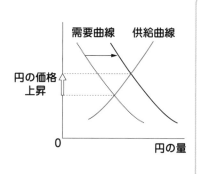

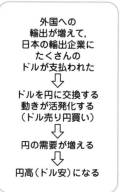

外国への
輸出が増えて，
日本の輸出企業に
たくさんの
ドルが支払われた
⇩
ドルを円に交換する
動きが活発化する
（ドル売り円買い）
⇩
円の需要が増える
⇩
円高（ドル安）になる

　１ドル＝200円のときは，１ドルの商品を買うのに200円が必要です。ところが，１ドル＝100円になると同じ商品が100円で買えます。つまり，円の値打ちが上がっているわけです。これを円高といいます。

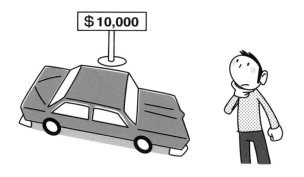

　円高になると輸入品が安く買えるため，海外旅行者は得をし，輸入産業はコストが下がるので利益が増えます。しかし，輸出産業は，たとえば１万ドルの車を

為替市場とはいっても魚市場のような特定の場所は存在せず，電話や通信端末などを使って通貨の売買を行っています。

変動相場制

第２次世界大戦後，円とドルとの為替レートは１ドル＝360円に固定された。しかし，1973年から変動相場制に移行し，市場での需要と供給の関係によってレートが変化することとなった。

6章 やりくり上手になろう

逆に１ドル＝100円が１ドル＝200円になった場合は，円の値打ちが下がっているので，円安です。

売った場合，１ドル＝200円のときは200万円の売上げになるのに，１ドル＝100円のときは100万円の売上げにしかならず，利益が減ってしまいます。

一方，円安のときはこれと逆のことが起こります。つまり，輸入業者にとっては輸入代金が高くなるため利益が減ってしまいますが，輸出業者は売上げが上昇するため利益が増えます。

円高，円安ともにメリットとデメリットがありますが，どちらも急激に進行すると国内経済に混乱を招くので，為替相場は安定していることが望ましいといえます。

プラスワン

市場介入
円高や円安が急激に進行している場合，これを緩和するために政府が為替相場に介入すること。たとえば，急激な円高を是正する場合は日本銀行が円を大量に売る。

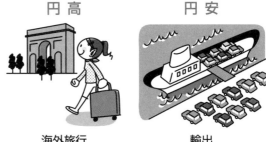

円 高　　　海外旅行

円 安　　　輸出

チェック＆テスト

キーポイント		できたらチェック ✅
貿易と国際収支	□ 1	国際収支は貿易収支と資本収支に分かれ，貿易収支には経常収支とサービス収支が含まれる。
為替相場と円高・円安	□ 2	為替相場とは，通貨と通貨を交換するときの交換比率をいう。
	□ 3	１ドル＝100円が１ドル＝80円になった場合は，円安になったという。
	□ 4	円高になると輸入代金が高くなるため，輸入業者は利益が減ってしまう。
	□ 5	円安になると，輸出業者は売上げが上昇するため利益が増える。

解答 1.× 設問の記述は経常収支と貿易収支が入れ替わっている／2.○／3.× 円安ではなく，円高である／4.× 円高になると輸入代金が安くなるため，輸入業者の利益は増える／5.○

Lesson 4 暮らしと契約

B 頻出度

悪質商法のさまざまな手口と，それに対処するクーリング・オフなどの制度を学習します。ほかにも消費者を保護する制度として PL 法が重要です。各種カードの役割についても知識を深めましょう。

1 いろいろな悪質商法

> キャッチセールス，アポイントメントセールスなどの悪質な訪問販売が消費者を狙っている。

■いろいろな悪質商法

キャッチセールス	路上でアンケート調査などと称して近づき，喫茶店や営業所に連れ込んで契約をさせる
アポイントメントセールス	販売目的を隠し，「あなたが選ばれた」などと電話やメールで呼び出して契約をさせる
マルチ商法	商品を購入させ，買い手が増えるごとに手数料が入ると言って商品の買い手を探させ，次々と人を引き込む
内職商法	内職で収入が得られると言って勧誘し，その仕事に必要な物品などを購入させて，仕事は紹介しない
モニター商法	商品モニターになればモニター料がもらえると言って商品を購入させ，モニター料を支払わない
ネガティブオプション（送りつけ商法）	商品を勝手に送りつけ，断らなければ購入を承諾したとみなして代金を請求する
フィッシング詐欺	金融機関のwebサイトなどを装ってカードの暗証番号などを入力させ，それを悪用する

原野商法	将来必ず値上がりすると偽り，ほとんど価値のない原野などの土地を不当に高い金額で売りつける
電話勧誘商法	自宅や職場に電話をかけて資格講座などの勧誘を行い，契約を結ばせる
クリーニング商法	電話で布団，エアコンフィルターなどのクリーニングを勧められて作業してもらうと，高額な作業料を請求されたり，器具を買わされたりする
SF商法（催眠商法）	会場に人を集め，買わないと損をするような雰囲気をつくって契約をさせる
かたり商法	制服らしきものを着用して公的機関から来たように勘違いさせて商品を売りつける
霊感商法	先祖のたたりを感じるなどと言って，印鑑やつぼなどを不当に高い金額で売りつける

2 悪質商法への対処

 クーリング・オフは，一定期間内に，理由を問わず契約を解除できる制度である。

（1）契約の成立・不成立

　売買契約は，「売りましょう」という**申込み**の意思表示と，「買いましょう」という**承諾**の意思表示とが合致してはじめて成立します。売買契約が成立すると，売り主には商品を引き渡す義務が生じ，買い主には代金を支払う義務が生じます。

　ネガティブオプションの場合は，勝手に商品を送りつける行為が申込みにあたるとしても，それに対して送りつけられた側が承諾の意思表示をしない限り契約は成立しません。したがって，請求書が送られてきて

ネガティブオプション
特定商取引法の改正（2021年）により，売買契約に基づかず一方的に送りつけられた商品は，直ちに処分できることとなった。

も代金を支払う義務はありません。

(2) 意思表示の取り消し

　権利を得るのも義務を負うのも個人の自由な意思によるべきです。そのため民法では、詐欺または強迫による意思表示は取り消すことができるとしています。取り消すと契約は最初からなかったことになります。しかし、プロの事業者が熱心に商品の説明をするので仕方なく買ってしまったなどという場合には、騙されたとも脅されたともいいにくいので、詐欺や強迫を理由として取り消すのは難しいといえます。

　そこで、消費者契約法が制定され、契約を結ぶ際、事業者に以下のような行為があった場合には、それだけで契約の取り消しができることになりました。

- ・契約の重要事項について事実と異なることを告げる
- ・消費者の家や職場に長時間居座りなかなか帰らない
- ・消費者をどこかに誘い出して帰らせてくれない

(3) 契約の解除

　契約が成立しているにもかかわらず、契約当事者の一方が義務を果たさないとき（債務不履行）、相手方は契約を解除することができます。しかし、販売業者は商品を引き渡すので、債務不履行を理由として契約を解除することは困難です。

　そこで、特定商取引法などがクーリング・オフという制度を定めています。特定商取引法、1976（昭和51）年に制定された「訪問販売等に関する法律（特定商取引法）」が2000（平成12）年に「特定商取引に関する法律（特定商取引法）」に改正された際に、規制対象が拡大されました。

　特定商取引法事業者による悪質な勧誘などを防止

プラスワン

詐欺または強迫による意思表示

騙されたり脅されたりすることによって、自分の自由な意思によらずにさせられた意思表示のこと。

プラスワン

消費者契約法によって取り消しができる期間

消費者が自らの誤認に気づいたときもしくは困惑の状態を免れたときから1年間。この期間中に取り消しの意思を事業者に伝える。

取り消しの意思を伝えるときは、あとで取り消しの有無が争われないよう内容証明郵便などで行うようにします。

用語

特定商取引

訪問販売などトラブルを生じやすい取引形態を対象として、事業者を規制するルールと、消費者を保護するためのクーリング・オフ制度などを定めた法律。

6章

やりくり上手になろう

クーリング・オフ期間が過ぎても，消費者契約法による取り消しなど他の方法で救済される可能性があります。

訪問販売，電話勧誘販売でクーリング・オフができないもの

・3,000円未満の現金による取引

・消耗品（健康食品や化粧品など）を使ってしまった場合

・自動車の販売または自動車のリース

訪問販売

販売業者が通常の店舗以外の場所で行う販売のほか，特定の方法で誘った客を通常の店舗に同行して行う販売も含む。

し，消費者の利益を守ることを目的としています。クーリング・オフの対象となる取引形態は，訪問販売や，電話勧誘販売，連鎖販売取引，特定継続的役務提供，業務提供誘引販売取引，訪問購入です。消費者は，理由を問わず，一定の期間内であれば契約を解除することができます。解除すれば契約は最初からなかったことになり，支払っていた代金は返金されます。商品を受け取っている場合は販売業者が費用を負担して引き取り，工事などが行われていた場合には元の状態に戻すよう請求することができます。また，違約金などを支払う必要もありません。

　クーリング・オフは，必ず書面で行います。この書面がクーリング・オフ期間中に発送されたことを明らかにするためには，内容証明郵便で送るのが確実です。内容証明郵便であれば，文書の内容や発送日が公的に証明されるからです。

■クーリング・オフができる期間

訪問販売 キャッチセールス，アポイントメントセールス，SF商法（催眠商法）など	
電話勧誘取引	8日間
特定継続的役務提供 エステ，語学教室，結婚相手紹介サービスなど	
訪問購入	
連鎖販売取引 マルチ商法など	20日間
業務提供誘引販売取引 内職商法，モニター商法など	

■内容証明郵便の記載例

クーリング・オフ通知書

平成○年○月○日

○○県○○市○丁目○番地
株式会社○○
代表取締役　　○○殿　　　　○○県○○市○丁目○番地
　　　　　　　　　　　　　　氏名　○○○○　　　　印

私は，平成○年○月○日に貴社販売員○○氏の訪問を受け，
○○という商品を○○円で1個購入する契約をしましたが，
本日この契約を解除します。　　　　　　　　　　以上

3　不法行為と製造物責任法

 製造物責任法によれば，メーカーの過失を証明しなくても損害賠償の請求ができる。

(1) 不法行為と過失責任主義

　不注意で人にけがをさせたり，他人の品物を壊したりしたときは，それによって生じた損害を賠償しなければなりません。このような行為を不法行為といい，加害者に故意（わざと）または過失（不注意）のあることが不法行為の成立要件とされています。少なくとも過失がない限り責任を負わなくてすみます。

　このことを過失責任主義といいます。そして，加害者に過失があったことは，原則として被害者側が証明しなければなりません。

(2) 製造物責任法（PL法）

　たとえば，テレビを見ていたらそのテレビが爆発して大けがをしたという場合，製造したメーカーに賠償を求めたいけれど，専門的な知識を持たない消費者にとってメーカーの過失を証明することは非常に困難と

🍊プラスワン

インフォームド・コンセント
「説明と同意」という意味。医療現場においては医師が十分な説明を行ったうえで患者から同意を得ることをいう。医師は患者に対して説明義務を負っており，この義務を果たさずに医療行為を行った場合は損害賠償を求められることがある。

6章

やりくり上手になろう

PLとは「製造物責任」という意味を表す英語の Product Liability の頭文字です。

用語

欠陥
PL法でいう「欠陥」とは，製造物が通常有すべき安全性を欠いていることをいう。

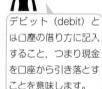

デビット（debit）とは口座の借り方に記入，すること，つまり現金を口座から引き落とすことを意味します。

用語

ICカード
ICチップを組み込み，1枚のカードに膨大な情報を書き込めるようにしたもの。最近ではマイナンバーカード（個人番号カード）や運転免許証，学生証，社員証などにも活用されている。

いえます。そこで，製造物の欠陥によって人の生命，身体または財産に被害が生じた場合は，その製造業者が無過失であっても賠償責任を負わせるという法律がつくられました。それが製造物責任法（PL法）です。PL法によればメーカーの過失を証明する必要はなく，上記の例では，爆発したテレビに欠陥が認められれば損害賠償を請求することができます。

　対象となる「製造物」とは，製造または加工された物をいいます。そのため，加工食品である冷凍食品や缶詰，食用油などは該当しますが，未加工の生鮮食品は含まれません。責任を負う製造業者には，製造者と加工者のほか，輸入業者や販売者も含まれます。

4 eコマース

 eコマースとは，インターネットを利用して契約や決済を行う電子商取引のことをいう。

　インターネットを利用して契約や決済を行う電子商取引にeコマースがあります。大きく分けて次の3つがあります。

①B to B　　企業間の取引
②B to C　　企業と消費者の取引
③C to C　　消費者間の取引

BはBusiness，CはConsumerのことです。

5 カード社会

 カードを使って現金の出し入れや商品購入のできるシステムが普及した社会を，カード社会という。

　生活のさまざまな領域でカードが利用されています。おもなカードの役割を確認しておきましょう。

■おもなカードの役割

キャッシュカード	銀行などで預貯金をしたり，現金を引き出したりするために発行されるカード。デビットカードとして商品の代金支払いにも利用されており，レジでカードを提示して暗証番号を打ち込むと，預金口座から商品代金が即時に引き落とされる
プリペイドカード	事前に一定の額を支払って購入し，その額の範囲内で使用するカード。鉄道やバス，コンビニなどで利用されている。あらかじめ現金をカードにチャージして使用し，不足したらあとから追加チャージのできるチャージ型カード（ICカード）が急速に普及している
クレジットカード	クレジットカードの加盟店で商品を購入するとき，代金の支払いを全額カード会社に立て替えてもらうためのカード。実際の支払いは，後日カード会社から請求され，分割払いや一括払いなどによって行う。クレジットカードを利用すると現金後払いで商品を先に受け取ることができ，とても便利だが，結局は借金と同じであることを忘れてはならない

チェック&テスト

キーポイント	できたらチェック ☑		
いろいろな悪質商法	☐	1	会場に人を集め，買わないと損をするような雰囲気をつくり出して契約をさせてしまう悪質商法のことを，マルチ商法という。
	☐	2	ネガティブオプションとは，商品を勝手に送りつけ，断らなければ承諾したとみなして代金を請求する「送りつけ商法」である。
クーリング・オフ	☐	3	クーリング・オフを利用した場合は，理由を問わず，一定の期間内であれば契約を解除することができる。
	☐	4	キャッチセールス，アポイントメントセールスなどの訪問販売の場合，クーリング・オフができる期間は20日間である。
製造物責任法	☐	5	製造物責任法によれば，製造物に欠陥が認められれば損害賠償を請求することができ，メーカーの過失を証明する必要はない。
カード社会	☐	6	代金支払いの際，レジでクレジットカードを提示して暗証番号を打ち込むと，預金口座から即時に代金が引き落とされる。

解答 1.× 設問の記述はマルチ商法ではなく，SF商法（催眠商法）／2.○／3.○／4.× 訪問販売の場合は8日間である／5.○／6.× 設問の記述はクレジットカードではなく，デビットカードである

Lesson 5 食の安全と法律

A 頻出度

食の安全を脅かす事件が相次いだため，食品安全基本法が制定されました。法律には必ず目的があります。JAS法や食品衛生法，健康増進法，食品表示法，景品表示法についてその目的を理解しましょう。

1 食品安全基本法

 食品安全基本法は，食品の安全性確保に関する施策の推進を目的とする法律である。

食品安全基本法は，食品の安全性確保に関する施策を総合的に推進するための法律です。食品の安全性の確保に関する基本理念および施策の策定に関する基本方針を定めるとともに，国や地方公共団体，食品関連事業者の責務，消費者の役割などについて規定しています。

◆食品安全基本法の基本理念

- ・国民の健康の保護が最も重要であるという基本的認識を持つ
- ・農林水産物の生産から食品の販売に至る各段階において，安全性確保のための適切な措置を講じる
- ・国際的動向や国民の意見に配慮しつつ，科学的知見に基づいた措置を講じる

また，この法律に基づいて食品安全委員会が内閣府に設置されています。食品や添加物，農薬などが健康に与える影響を科学的に評価するための機関です。厚

食品健康影響評価
食品を摂取することによって化学物質や微生物などが健康に及ぼす影響を公正中立に評価すること。リスク評価ともいう。これを科学的知見に基づいて行うため内閣府に設置されたのが食品安全委員会である。

生労働省や農林水産省などが食品に関する規格を定めるときはこの委員会の意見を聞かなければなりません。

2　食生活に関連する法律

 JAS法，食品衛生法，健康増進法，食品表示法などには,食生活に関連する規定が置かれている。

(1) JAS法

正式名称は「日本農林規格等に関する法律」。

飲食料品や農林物資が一定の品質または特別な生産方法で作られていることを保証するJAS規格制度を定めており，この規格を制定し普及させることによって品質の改善，生産の合理化，取引の単純公正化などを図ります。JAS規格の検査に合格した製品にだけJASマークをつけることが認められます。

(2) 食品衛生法

食品の安全性確保のために公衆衛生の見地から必要な規制を行うことにより，飲食によって起こる危害の発生を防止する法律です。国民の健康の保護を目的としており，食品・添加物・容器包装などの規格基準の策定のほか，規格基準に適合しない食品等の製造販売等の禁止，知事による飲食店等の営業許可，農薬等の残留規制の強化（ポジティブリスト制度）など，広く食品と関係する事項を対象としています。

なお，食中毒予防などの見地から，販売用の食品および添加物の表示に関する基準も定めていましたが，食品表示法の施行により，食品表示に関する規定は食品表示法に移管されました。

(3) 健康増進法

国民の健康増進の総合的な推進に関し基本的な事項

JASの意味

Japanese Agricultural Standardの頭文字。日本農林規格を意味しているが，現在は規格だけでなく制度全体を表す言葉として使われている。

いろいろな食品マーク
→ P.115〜116参照

健康日本21（2次）

厚生労働省が2013年から10カ年計画で実施している国民の健康づくり運動のこと。5つの基本的な方向が示されている。

①健康寿命の延伸と健康格差の縮小

②生活習慣病の発症予防と重症化予防の徹底

③社会生活を営むために必要な機能の維持および向上

④健康を支え，守るための社会環境の設備

⑤栄養・食生活，身体活動・運動，休養，飲酒，喫煙，歯・口腔の健康に関する生活習慣および社会環境の改善

6章 やりくり上手になろう

ポジティブリスト制度
➡ P.137参照
特別用途食品
➡ P.116参照

 用 語

特定保健用食品

体の生理学的機能など
に影響を与える保健機
能成分を含む食品で，
「血圧を正常に保つこ
とを助けます」とか，
「おなかの調子を整え
るのに役立ちます」と
いった表示が認められ
るもの。「トクホ」と
もよばれる。

用 語

受動喫煙

室内またはこれに準ず
る環境において，他人
のたばこの煙を吸わさ
れることをいう。

栄養成分表示
➡ P.119参照

**牛肉トレーサビリティ
法**

牛海綿状脳症（BSE）
のまん延防止措置を目
的として，国内で飼養
される，原則としてす
べての牛に対して個体
識別番号を装着し，消
費者に対する情報の提
供を促進している。

を定め，栄養改善などの健康増進措置を講じることに
よって，国民保健の向上を図ることを目的とする法律
です。病者，妊産婦，乳幼児等の特別の用途に適する
旨の表示をしようとする場合は，健康増進法に基づく
国の許可が必要です。特別用途食品と特定保健用食品
がこれに該当します。また，受動喫煙の防止について
も定めており，百貨店や飲食店など多数の人が利用す
る施設の管理者は，受動喫煙を防ぐ措置を講じるよう
努めなければならないとしています。

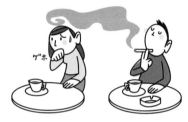

なお，健康増進法で栄養成分表示についても定めて
いましたが，食品表示法に移管されました。

(4) 食品表示法

JAS法，食品衛生法，健康増進法に定められていた
食品の表示に関する規定を統合し，食品表示に関する
包括的かつ一元的な制度を創設するものとして策定さ
れた法律です。2015（平成27）年4月1日に施行され
ました。

(5) 景品表示法

正式名称は「不当景品類及び不当表示防止法」。

広告や容器に書かれている商品説明などが実際より
も優れているような表示になっていたり，過大な景品
をつけて販売したりする行為を禁止することによって
消費者の利益を保護することを目的とした法律です。

また景品表示法は，事業者等が内閣総理大臣および

公正取引委員会の認定を受けて，表示や景品類に関する自主的なルールを定めることを認めています。このような業界ルールを**公正競争規約**といいます。

たとえば，牛乳パックには牛乳業界が定めた公正競争規約に基づく表示がされています。
→3章Lesson 3参照

3　HACCPとは

 HACCPはあらかじめ危害を予測し，重要管理点を特定して監視する衛生管理システムである。

HACCP（ハサップ）とは，アメリカのNASA（アメリカ航空宇宙局）で開発された**日常的・自主的な予防処置**に重点を置いた食品衛生管理のシステムです。

高度な安全性を要求される宇宙食開発の中から考え出された，工程管理手法に加えて，その記録を重視するという考え方が，現在のHACCPシステムの基本となっています。

HACCPは，食品の製造・加工工程のあらゆる段階で発生する恐れのある微生物汚染などの**危害分析**（Hazard Analysis）をあらかじめ行い，その結果に基づいて，製造工程のどの段階でどのような対策を講じればより安全な製品を得ることができるかという**重要管理点**（Critical Control Point）を定めておき，これを継続的に監視（モニタリング）・記録することによって製品の安全性確保を図ります。日本では，食品衛生法において，2020年6月より，原則として，すべての食品等事業者にHACCPの導入を義務付けられました。

 プラスワン

HACCP（ハサップ）
Hazard Analysis Critical Control Pointの頭文字。危害分析重要管理点という意味。もともとは宇宙食の安全性を確保するために開発された衛生管理の手法。

プラスワン

対象とする危害
HACCPが対象とする危害は次の3つ。
①生物学的危害
細菌，ウイルス，寄生虫など
②化学的危害
動植物の自然毒，農薬などの化学物質
③物理的危害
異物混入（ガラス，金属片など）

6章

やりくり上手になろう

■HACCPによる衛生管理

原材料 ▶ 調合 ▶ 充てん ▶ 包装 ▶ 熱処理 ▶ 冷却 ▶ 箱詰 ▶ 出荷

↑受け入れ検査 ↑調合比率 ↑温度・充てん量 ↑密封性 ↑温度分布 ↑水質, 水温 ↑衝撃, 温度

ある食肉加工会社では，熱処理の工程を
重要管理点（CCP）と定めた

↓

殺菌温度・時間を継続的に監視する

↓

異常があれば，速やかに改善措置をとる

チェック&テスト

キーポイント			できたらチェック☑
食品安全基本法	☐	1	食品安全基本法では，食品の安全性確保のため，生産から販売に至る各段階において適切な措置を講じなければならない，としている。
JAS法	☐	2	JAS規格の検査に合格した製品にだけJASマークをつけることが認められる。
食品衛生法	☐	3	食品衛生法は，国民の健康の保護を目的としている。
健康増進法	☐	4	健康増進法には，喫煙を禁止する規定が設けられている。
景品表示法	☐	5	景品表示法は，消費者の自主的で合理的な商品選択を阻害する行為を規制している。
HACCP	☐	6	HACCPとは，あらかじめ危害を予測し，重要管理点を特定して監視する衛生管理システムである。

解答 1.○／2.○／3.○／4.× 喫煙を禁止するのではなく，受動喫煙の防止について規定している／5.○／6.○

Lesson 6 食品と環境問題

大量生産，大量消費は，一方で大量廃棄をする使い捨ての消費生活を生み出しました。ここでは，地球環境を保全し，限りある資源を有効に活用していくための取り組みについて学習します。

頻出度 C

1 循環型社会を目指して

 リデュースは発生抑制，リユースは再使用，そしてリサイクルは再資源化を意味する。

（1）循環型社会と３つのR

日本の社会は，大量に生産し消費することによって発展してきました。それと同時に廃棄物は増え続け，大きな社会問題となっています。

食品廃棄物とは，食品を製造・加工する過程で捨てられるゴミ，食べ残しや，売れ残って捨てられたゴミ，廃棄された食用油などをいいます。日本の場合，毎年，国内で捨てられている食品廃棄物の約半分を，家庭からのゴミが占めています。

企業では，食品ゴミを堆肥や飼料として再利用する，飲食店チェーンでは缶や発泡スチロールの容器を使わないなどの努力をしています。

生ゴミの場合，大量に土に戻すと，急速に分解が進んでCO_2（二酸化炭素）が発生して土の中の微生物に悪影響を与えるおそれがあります。これを防ぐためには，循環型社会を目指して，家庭でもゴミを減らす意識を高めていくことが必要となります。

次の３つのRは，限りある資源を上手に使い回し，

 プラスワン

コンポスト
落ち葉や藁など，植物から生じる農産廃棄物を利用して，堆肥づくりを行うこと。

環境に与える負担を小さくする循環型社会の実現のための具体的な取り組みです。

①Reduce（リデュース）＝発生抑制

廃棄物の発生抑制，つまりゴミを減らすことです。部品を交換すれば長期間使用できる製品をつくるなど，商品の寿命を延ばすこともリデュースといえます。

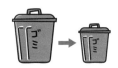

②Reuse（リユース）＝再使用

使用済み製品を原型のまま繰り返し使用することをいいます。何度でも洗って使えるリターナブルびんなどがその代表例です。デポジット制も行われています。

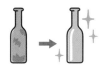

③Recycle（リサイクル）＝再資源化，再生利用

リデュースやリユースをしても出てしまう廃棄物は資源として再生利用します。たとえば，ペット（PET）ボトルは細かく砕かれて，繊維製品などの原材料として利用されています。

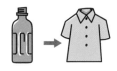

(2) 容器包装リサイクル法

正式には「容器包装に係る分別収集及び再商品化の促進等に関する法律」といい，「容リ法」とも略されます。家庭から出されるゴミのうち，容量で約60％，重量で約20％を占める容器包装廃棄物のリサイクル

リターナブル

繰り返して使用できるという意味。ビールや日本酒のびんのようにメーカーに回収されて洗浄し何度も使用されるびんをリターナブルびんという。

デポジット制

あらかじめ商品の価格に容器代を上乗せしておき，消費者が容器を返却したときに容器代を返却するリユースシステムのひとつ。容器を再利用するための回収が目的。デポジットとは「預かり金」という意味である。

システムの構築を目的として制定されました。

①容リ法の対象物

　容リ法では，容器または包装のうち，中身の商品を消費したり分離したりした際に，不要となるものを「容器包装」と定義しています。したがって次のものは，容リ法の対象になりません。

■容リ法の対象外となるもの（例）

中身が「商品」でないもの	・手紙やダイレクトメールを入れた封筒 ・景品を入れた箱や紙袋
「商品」でなくサービスの提供に使うもの	・レンタルビデオ店の貸出用の袋 ・クリーニングの袋 ・宅配便の袋や箱
分離しても不要にならないもの	・音楽用CD等のプラスチックケース ・楽器やカメラの専用ケース ・日本人形を飾るガラスケース

　対象となる「容器包装」は，次の8種類です。

A：事業者に再商品化（リサイクル）義務があるもの

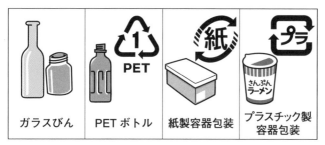

ガラスびん	PETボトル	紙製容器包装	プラスチック製容器包装

B：事業者に再商品化（リサイクル）義務がないもの

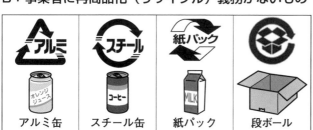

アルミ缶	スチール缶	紙パック	段ボール

識別マークは，消費者がゴミを出すときの分別を容易にし，市町村の分別収集を促進することを目的としています。

6章

やりくり上手になろう

②消費者・市町村・事業者の役割分担

　容器包装廃棄物の処理について，従来は市町村だけが全面的に責任を担ってきましたが，容リ法においては，**消費者**が分別して排出し，**市町村**が分別収集し，**事業者**（特定事業者）が再商品化（リサイクル）するという，３者による役割分担が義務づけられました。この事業者には容器の製造業者だけでなく，容器包装を用いて中身の商品を販売する事業者も含まれます。

■容リ法の仕組み

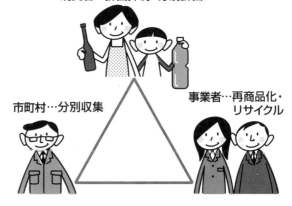

消費者…排出抑制・分別排出

市町村…分別収集

事業者…再商品化・リサイクル

(3) 食品リサイクル法

　食品リサイクル法は，食品関連事業者を対象として，食品の売れ残りや食品の製造工程から発生する食品廃棄物について定めた法律です。まずその発生抑制に取り組み，次いで飼料や肥料等の原材料として再生利用することなどを促進します。

■食品関連事業者による発生抑制の取り組み

食品製造業者	不良品の発生率の低下，未使用原材料の有効利用など
卸売・小売業者	過剰な仕入れの抑制，消費期限が近づいている商品の値引きなど
外食産業	メニューや盛り付けをくふうし，食べ残しを削減するなど

「食品リサイクル法」に規定されている食品関連事業者の責務として，次の３項目が挙げられています。

■食品関連事業者の責務

発生抑制…例）食品廃棄物などの発生を未然に抑制する
再生利用…例）食品循環資源を肥料，飼料，油脂，油脂製品，
　　　　　　　メタンの原材料として利用する
減量………例）生ゴミ処理機を使用して，食品廃棄物を脱水，
　　　　　　　乾燥，発酵，炭化する

再生利用は，食品廃棄物の排出者である食品関連事業者，肥料化等を行う事業者，肥料等の利用者となる農林漁業者等の三者の連携によって推進されます。

(4) 家電リサイクル法

　消費者は，買い替え等で廃棄する際に販売店にリサイクル料を支払って引き取ってもらいます。引き取った販売店はメーカーが指定した引き取り場所に引き渡し，リサイクル施設で再商品化することが義務づけられています。

　また，2013（平成25）年からは，「使用済小型家電機器等の再資源化の促進に関する法律（**小型家電リサイクル法**）」に基づいて，携帯電話，デジタルカメラなど使用済み小型家電もリサイクルの対象とされています。

(5) PCリサイクル法

　正式には，「資源の有効な利用の促進に関する法律

6章　やりくり上手になろう

（資源有効利用促進法）」といいます。家電製品とは別に，パソコンはメーカーによる回収・リサイクルが義務づけられています。

　使用済みのパソコンは，企業などで使用されていた事業系パソコン，家庭などで使用されていた家庭系パソコンに分類されます。対象となるのは，デスクトップパソコン本体とディスプレイ，ノート型パソコンです。

　事業系パソコン，家庭系パソコンともに，法律に基づいて回収が行われ，メーカーが新たな資源として活用します。

 2　ゼロエミッションとは

　一般には，工場から排出される廃棄物をゼロにする取り組みをゼロエミッションとよんでいる。

　一般には，工場から出される廃棄物や排ガスなどをなくそうとする試みをゼロエミッションとよんでいます。これによって国際標準化機構（ISO）の認証が取得できれば，環境に配慮した企業として社会的な評価を得ることができます。

　しかし，もともとゼロエミッションとは，単にひとつの工場から出される廃棄物をゼロにするということではなく，あらゆる産業から排出される廃棄物をほかの産業の原材料などとして活用することなどによって廃棄物をなくし，これによって循環型社会の実現を目指そうとする考え方をいいます。

 用語

エミッション
排出の意味。
国際標準化機構（ISO）
電気および電子技術分野を除く全産業分野の国際的な規格を策定している国際機関。ISOはその略称だが，策定された規格自体を指す場合もある。とくにISO14001は環境に与える負荷を低減するためのしくみを企業内に構築するための規格である。

3 日本の食料自給率

 食料自給率には，重量ベース，供給熱量ベース，生産額ベースの３つの計算方法がある。

　食料の消費が，国内の生産でどの程度まかなえているかを示す指標を食料自給率といいます。日本の食料自給率は低下し，現在，供給熱量ベースでは約６割を海外に依存しています。食料自給率には３種類の計算方法があります。

■食料自給率の計算方法

重量ベース自給率	食料の重さを用いて計算する 品目別の食料自給率を表すのに用いる
供給熱量ベース 総合食料自給率	食料に含まれるカロリーを用いて計算した自給率 1965年度：73%→2020年度：37%に低下
生産額ベース 食料自給率	野菜などの価格を用いて計算する 1965年度：86%→2020年度：67%

　供給熱量ベースと生産額ベースは食料全体における自給率（総合食料自給率）を表すのに用いられます。

　食料自給率（総合食料自給率）は，長期的に低下傾向で推移してきましたが，供給熱量ベースでは，近年は約40％程度で横ばい傾向で推移し，生産額ベースでは，減少傾向で推移しています。

プラスワン

品目別の食料自給率

2020年度重量ベース

・米 ……… 97%
・鶏卵 ……… 97%
・野菜 ……… 80%
・牛乳・乳製品
　……… 61%
・魚介類 ……… 55%
・牛肉 ……… 36%
・小麦 ……… 15%
・油脂類 …… 13%
・大豆 ……… 6%

野菜や果実など低カロリーの食料は，供給熱量ベースよりも生産額ベースのほうが生産等を的確に反映することができます。

6章

やりくり上手になろう

チェック&テスト

キーポイント	できたらチェック ✓	
3つのR	□ 1	リデュース，リユース，リサイクルの3つのRは，循環型社会の実現に向けた取り組みである。
	□ 2	リデュースとは，使用済みの製品を原型のまま繰り返し使用することをいう。
	□ 3	長期間使用できる製品をつくることは，リデュースに含まれる。
容器包装リサイクル法	□ 4	容器包装リサイクル法は，食品関連事業者から出される容器包装廃棄物を資源として再生利用するための法律である。
ゼロエミッション	□ 5	あらゆる産業から排出される廃棄物をほかの産業の原材料として活用することによって，廃棄物をなくそうという取り組みをゼロエミッションとよぶ。
食料自給率	□ 6	食料に含まれるカロリーを用いて計算した食料自給率のことを，供給熱量ベースの総合食料自給率という。

解答 1.○／2.× 設問の記述はリデュースではなく，リユースの説明／3.○／4.× 食品関連事業者ではなく，家庭から出される容器包装廃棄物を対象としている／5.○／6.○

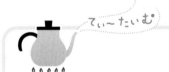

てぃ〜たいむ

プラスチックごみ

　内閣府が2019年8月に実施した「環境問題に関する世論調査」によると，プラスチックごみによる海の汚染などのプラスチックごみ問題についての関心度は，「関心がある」とする者の割合が89.0％と高く，「海や海岸に捨てられたプラスチックごみにより汚染が生じていること」（84.0％），「海の生物がプラスチックごみに絡まったり誤飲することで，傷ついたり死んだりしていること」（78.2％）などの問題について多くの人が認識しています。プラスチックを使用したもので，過剰だと思うものについては，「お弁当で使う使い捨て小分け用容器や飾り」「レジ袋」などが挙がっており，また，プラスチックごみ問題を悪化させないためにどのように取り組んでいきたいかには，「マイバッグを持参するなど，できる限りレジ袋を受け取らない」（56.3％），「ポイ捨て・不法投棄はしない」（53.1％），「ルールに従って，ごみを正しく分別する」（52.2％）などが多くなっています。

食生活アドバイザー®検定3級「速習テキスト＆予想模試」

予想模擬試験

〈第1回〉……… p. 202

〈第2回〉……… p. 223

試験時間　90分

食生活アドバイザー®試験の攻略にあたり，問題形式（五肢択一）や解答形式，出題傾向を把握し，それに慣れておくことはとても重要です。また，まちがえた問題については，必ず復習し，再度チャレンジしてください。

本模擬試験（第1回・第2回）の出題形式は，実際の試験に沿ったかたちになっています。p.243，p.245についている解答用紙を活用し，実際の試験時間内で，食生活アドバイザー®試験をイメージして問題を解いてみてください。

[出題形式]
五肢択一，マークシート方式

[合格基準]
全科目の合計点数の60％以上の得点を有することで合格となります。

予想模擬試験〈第1回〉

問題1 「食と生活」に関する記述として，最も不適当なものを選びなさい。

1　いろどり鮮やかな料理が趣のある食器に盛り付けられ，家族や仲間とともに会話を楽しみながらする食事は，消化吸収によく，食物が栄養になる率も向上する。

2　食生活学は，栄養素という物質の面を重視し，栄養バランスや食品の効用について研究する学問である。

3　家族が同じ食卓を囲みながらも別々の料理を食べることを「個食」というが，食物アレルギーなどの事情でやむを得ない場合もある。

4　朝食を欠食する人が増えているが，朝食を摂ることによって，脳にエネルギーが補給され，睡眠中に下がった体温を上昇させて，元気な1日をスタートさせることができる。

5　栄養価が高く，栄養素の豊富な食物が必ずしも健康によいとは限らず，その摂りすぎによって疾病のリスクを高めることもある。

問題2 「生活習慣病」に関する記述として，最も不適当なものを選びなさい。

1　生活習慣病は，普段の生活習慣が原因となって発症する病気の総称であり，高血圧症，脂質異常症，糖尿病などが挙げられる。

2　生活習慣病はかつて「成人病」とよばれていたが，子どもにも発症する例が多くなったため，名称が変更された。

3　生活習慣病は，日常生活上の運動量の減少，栄養素の過剰摂取などが原因となって引き起こされる。

4　日本人は，食物を効率よく脂肪にして体内に蓄える「倹約遺伝子」をもつ人の割合が少なく，エネルギーの過剰摂取を誘発しやすい。

5　動物性脂肪の過剰摂取と食物繊維の摂取量不足により，病気を誘発することがある。

問題3 「栄養素」に関する記述として，最も適当なものを選びなさい。

1　たんぱく質，脂質，糖質の3つを3大栄養素といい，これにビタミンと水を加えて5大栄養素という。

2　日本人は，1日に摂取する全エネルギーの60%弱を脂質から摂取している。

3　たんぱく質は，骨格，筋肉，血液，毛髪，皮膚，爪，ホルモンなどを構成する主要成分である。

4　糖質は，細胞膜の構成成分や血液の成分となり，ホルモンをつくるにも欠かせない成分である。

5　脂質は，たんぱく質や糖質と比べて消化吸収が速い栄養素であり，体を動かすエネルギー源やブドウ糖の供給にかかわる働きをする。

問題4 「ビタミン」に関する記述として，最も不適当なものを選びなさい。

1　ビタミンは，ほかの栄養素の働きを高め，体の発育や活動を正常に機能させるための潤滑油のような働きをする。

2　ビタミンは体内で合成されるものもあるが，ほとんど合成することができないため，食物から摂取しなければならない。

3　ビタミンは，体を構成する成分やエネルギー源にはならない。

4　水溶性ビタミンは，体内に蓄積されず過剰な分は尿といっしょに排せつされる。

5　ビタミンA，D，E，Cは脂溶性ビタミンであり，過剰に摂取すると過剰症を引き起こす場合がある。

問題5 「ミネラル（無機質）」に関する記述として，最も適当なものを選びなさい。

1　ミネラルは，体内で合成することができる。

2　ミネラルは，体の調子を整えるだけでなく，体の構成成分にもなる。

3　日本人は，ナトリウムとリンが摂取不足になりがちである。

4　亜鉛が不足すると，イライラしたり，骨がもろくなったりする原因になる。

5　日本人は，鉄とカルシウムについて，過剰摂取されがちである。

問題6 病気と食事における留意点に関する記述として，最も適当なものを選びなさい。

1 胃潰瘍や十二指腸潰瘍の人は，香辛料，かんきつ類などの刺激のある食品や，消化の良い食品を控えるようにする。

2 胆石症の場合，脂肪やコレステロールの多い食品および食物繊維を控えるようにする。

3 動脈硬化については，コレステロールの多い食品を減らし，脂肪を摂り過ぎないようにする。

4 高血圧症の人は，減塩してナトリウムの摂取を制限し，カルシウムも控えるようにする。

5 貧血の場合は，鉄の摂取量を増やすとともに，エネルギーの摂取を制限する。

問題7 「代謝」に関する記述として，最も不適当なものを選びなさい。

1 体内で栄養素が摂取され，消化吸収し活用された後，不要な物が排出されるまでの一連の過程を代謝という。

2 生命の維持に必要な最小限のエネルギー量を基礎代謝量という。

3 エネルギー代謝量の種類には，基礎代謝量，安静時代謝量，運動時代謝量がある。

4 食品に含まれる栄養素が燃焼するときに発生する1g当たりのエネルギー量は，糖質が4kcal，脂質が4kcal，たんぱく質が9kcalであり，たんぱく質の生み出すエネルギー量が最も多い。

5 食物を体内で消化・吸収するときに，代謝が通常より多くなることを特異動的作用という。

問題8 次の記述のうち，最も適当なものを選びなさい。

1 体重が標準範囲内であれば，肥満を心配する必要はない。

2 隠れ肥満とは，下腹部や太ももなどの皮下に脂肪が蓄積することをいう。

3 肥満の原因は，摂取エネルギーが消費エネルギーを上回ることにある。

4 消費エネルギーを減らして摂取エネルギーを抑えることが，効果的なダイエット法といえる。

5 筋肉量が増えると，運動していないときでも摂取エネルギー量が増えるようになる。

問題9 「運動と休養」に関する記述として，最も不適当なものを選びなさい。

1 有酸素性運動で主に消費するエネルギーは「糖質」，無酸素性運動で主に消費するエネルギーは「脂質」である。

2 運動の効果は，約72時間しかもたないといわれているため，3日に1回以上は運動をすることが望ましい。

3 乳酸は，運動によって筋肉から血中に放出されるが，筋肉や心臓に取り込まれ，再びエネルギー源として利用されることがある。

4 疲労には，肉体的疲労と精神的疲労があるが，精神的疲労から回復するには，身体活動をともなう活動を行うことがよいとされる。

5 休養には，休息や睡眠といった消極的休養のほかに，仲間とコミュニケーションをとったり，体を動かすなどの積極的休養がある。

問題10 次のうち「九州地方の郷土料理」として，最も不適当なものを選びなさい。

1 辛子れんこん，いきなりだんご
2 卓袱料理，皿うどん
3 皿鉢料理，カツオのたたき
4 鶏の水炊き，おきゅうと
5 キビナゴ料理，さつまあげ

問題11 「日本料理の盛り付け」に関する記述として，最も適当なものを選びなさい。

1 器に盛り付けるときは，「山水の法則」により，中央部を高くし，周辺部を低くすることで立体感を出し，あしらいを手前に添える。

2 鉢に盛り付けるときは，山のように盛り上げると，品がないように見えるので，なるべく平らに盛り付けるようにする。

3 里芋などのように丸みがあるものを椀に盛り付けるときは，全体が四角錐の形に見えるように，下から積み上げていく。

4 温かい料理は温かく，冷たい料理は冷たく食べられるように，料理のでき上がり時間に合わせて，あらかじめ器を温めたり冷やしたりしておくとよい。

5 魚を皿に盛り付けるときは，魚の腹を手前にして，頭が右側を向くように盛り付ける。

問題12 子どもの誕生・成長の祝いごとに関する記述として，最も不適当なものを選びなさい。

1 帯祝とは，妊娠5か月目の戌の日に腹帯を巻き，妊娠を祝うとともに出産の無事を祈る行事である。
2 お七夜とは，生後7日目に子どものために初めて料理をつくり，子どもに食べるまねごとをさせる行事のことをいう。
3 初宮参りとは，生後初めて産土神に参詣して出産を報告し，健やかな成長を願う行事である。
4 七五三とは，一般的に男の子は5歳，女の子は3歳と7歳の11月15日に，氏神に参詣して成長を祝う行事である。
5 十三参りとは，数え年で13歳になった年に，厄難を払い，知恵と福寿を授かるために虚空蔵菩薩に参詣する行事をいう。

問題13 長寿の祝いを年齢の若い順に左から並べたものとして，最も適当なものを選びなさい。

1 古希－還暦－喜寿－卒寿
2 還暦－古希－米寿－喜寿
3 古希－喜寿－米寿－傘寿
4 還暦－米寿－喜寿－白寿
5 還暦－古希－喜寿－米寿

問題14 「旬」に関する記述として，最も不適当なものを選びなさい。

1 出回りの最盛期を「旬の盛り」といい，食材本来のおいしさが味わえる。
2 季節ごとの旬の野菜や魚介類を知っておくことは，栄養面だけではなく，食文化を理解するうえでも大切である。
3 まつたけ，しいたけ，さけ，さんまは，秋を代表する食材である。
4 季節の食材が出始めるころを「時知らず」といい，とくに「初物」は縁起がよいとされている。
5 最盛期を過ぎた時期の食材を「旬の名残」とよぶ。

問題15 タブーとされる箸使いのひとつに，「いったん箸をつけておきながら，結局食べずに箸を引いてしまう」というものがある。この箸使いの呼び名として，最も適当なものを選びなさい。

1 そら箸
2 迷い箸
3 かき箸
4 寄せ箸
5 探り箸

問題16 「調理用語」に関する記述として，最も不適当なものを選びなさい。

1 鍋の中で焦げ付かないように，食材を転がしながら，煮汁をからめて煮詰めること，またはそのように調理した料理を「煮転がし」という。
2 酒やみりんを煮立たせて，それらのアルコール分を蒸発させることを「煮上げ」という。
3 ゼラチン質の多い魚の煮汁が冷えてゼリー状に固まったもの，または魚肉などをやわらかく煮てゼラチンで固めたものを「煮こごり」という。
4 食材の形をくずさないようにしながら，煮汁が少し残るぐらいに，味がしみ込むまで時間をかけて煮ること，またはそのように調理した料理を「煮しめ」という。
5 長時間加熱しすぎて食材の形がくずれてしまうことを「煮くずれ」という。

問題17 「調理」に関する記述として，最も不適当なものを選びなさい。

1 調理とは，おいしく食べられるように食材に手を加えることであり，その地域や風土に固有の調理法は，それ自体が食文化の一部であるといえる。

2 食材を熱湯の中で加熱する「ゆでる」という調理法は，食材をやわらかくし，色を鮮やかにすることを目的とするが，消毒や殺菌の効果はない。

3 調理の下ごしらえとして「下ゆで」をする場合は，食材のあくや臭み，肉や魚の余分な脂肪を抜くことなどを目的とする。

4 「煮る」という調理法は，煮汁のなかで加熱し，調味を行うことであり，「ゆでる」とは異なる調理法である。

5 食材を蒸し器やせいろうに入れて，水蒸気で加熱する「蒸す」という調理法の特徴として，形崩れしにくく，栄養素の損失も少ないことが挙げられる。

問題18 「食品加工」に関する記述として，最も不適当なものを選びなさい。

1 食品の加工は，物理的加工と生物的加工のいずれかに分類される。

2 食べられない部分や毒のある部分を除去するなど，安全性を確保することは，食品加工の目的の1つである。

3 食品の保存性を高め，長時間の輸送に耐えられるようにすることにより安定供給を図ることは，食品加工の目的の1つである。

4 食品を食べやすくして可食性を高めたり，おいしく感じさせることで食品の付加価値を高めることは，食品加工の目的の1つである。

5 食品加工には，収穫期以外にも販売できるようにすることにより，価格の下落を防止するという営業面からの目的もある。

問題19 生鮮食品と加工食品の区分に関する記述として，最も適当なものを選びなさい。

1 キャベツとにんじんの千切りを混ぜたカットサラダは，生鮮食品に区分される。

2 牛肉と豚肉の合い挽き肉は，生鮮食品に区分される。

3 アジのたたき，カツオのたたきは，どちらも生鮮食品に区分される。

4 ローストビーフ，味付け牛肉は，どちらも加工食品に区分される。

5 味付け処理をしていなくても，マグロの赤身と中トロを混合したものは，加工食品に区分される。

問題20 「加工食品の表示」に関する記述として，最も適当なものを選びなさい。

1 加工食品のうち容器包装に入れられたものには，名称，原材料名，添加物，原料原産地名，内容量，期限（消費期限または賞味期限），保存方法，製造者等を表示するが，栄養成分表示は義務付けられていない。

2 原料原産地名は，個別5品目および生鮮食品に準じる22の食品群に定められた加工食品にのみ，表示が義務付けられている。

3 スーパーのバックヤードなど店内で製造加工して直接販売する場合であっても，包装パックしたものについては加工食品の表示をしなければならない。

4 製造者等については，その氏名（法人の場合はその名称），住所，製造所の所在地のほか，電話番号を必ず記載する。

5 原材料，添加物については，それぞれ重量の割合が高いものから順に表示することとされている。

問題21 「加工食品の期限表示」に関する記述として，最も適当なものを選びなさい。

1　弁当や惣菜など，長期間保存することができず，おおむね5日以内に食べたほうがよい食品には，賞味期限が表示される。

2　賞味期限が切れた食品は，急激に劣化が進むため，決して食べないようし，速やかに廃棄する必要がある。

3　消費期限や賞味期限は，未開封の状態で，保存方法に表示されている方法で保存した場合の期限なので，開封後または決められた方法で保存していない場合には，期限経過前であっても品質が劣化していることがある。

4　かつては，消費期限と同じ意味を表す「品質保持期限」という用語があったが，法改正により，消費期限に用語統一された。

5　消費期限と賞味期限は，いずれも「年・月・日」を表示しなければならない。

問題22 「農産物の食品表示」に関する記述として，最も不適当なものを選びなさい。

1　農産物とは，加工食品以外の米穀，麦類，雑穀，豆類，野菜，果実その他の農産食品をいい，きのこ類，山菜類，たけのこも含まれる。

2　農産物には，名称および原産地を表示しなければならず，名称については，玄米・精米を除き，その内容を表す一般的な名称を表示することとされている。

3　原産地については，国産品には都道府県名，輸入品には原産国名を表示するのが原則であるが，国産品，輸入品ともに，一般に知られている地名を原産地として表示することができる。

4　容器包装に入れられた農産物には，その容器包装の見やすい箇所に表示し，容器包装に入れられていない場合は，食品に近接した掲示や立て札など，見やすい場所に表示する。

5　複数の原産地で同じ種類の農産物を混合している場合，全体重量に占める割合が5％以下のものについては，「その他」と表示することができる。

問題23 「水産物の食品表示」に関する記述として，最も不適当なものを選びなさい。

1 　原産地は，国産品の場合は水域名（玄界灘，三陸沖，太平洋など）または地域名（主たる養殖場が属する都道府県名）を表示するが，水域名の表示が困難な場合には，水揚げ港の名称または水揚げ港が属する都道府県名を水域名の表示に代えることができる。

2 　輸入品の場合，原産国名を原産地の表示とするのが原則であるが，原産国名に水域名を併記することもできる。

3 　輸入した貝類について，「砂抜き」を日本国内で行った場合には，「砂抜き」を行った場所の都道府県名を原産地として表示する。

4 　冷凍した水産物を解凍したものには「解凍」と表示し，養殖されたものには「養殖」と表示しなければならない。

5 　マグロ単品の刺身にツマ，大葉等が添えられている場合，マグロについてのみ名称および原産地の表示をする。

問題24 「畜産物の食品表示」に関する記述として，最も不適当なものを選びなさい。

1 　原産地については，国産品の場合は原則国産または国内産を表示し，輸入品の場合は必ず原産国名を表示することとされている。

2 　国産品，輸入品のいずれの場合でも，主たる飼養地が一般に知られている地名である場合は，その地名を原産地として表示できる。

3 　畜産物の「国産品」とは，国内での飼養期間が，外国での飼養期間（複数の外国で飼養された場合はそれぞれの国での飼養期間）よりも長い家畜から生産されたものを指す。

4 　畜産物の「輸入品」とは，外国における飼養期間が，日本を含めた他国におけるそれぞれの飼養期間よりも長い家畜から生産されたものを指す。

5 　同種類ではあるが複数の原産地の食肉を混合したものについては，重量の割合が高いものから順に原産地を表示し，割合が低いものであっても「その他」という表示は認められない。

第1回 問題

問題25 次のうち，「アレルギー表示」が義務付けられている原材料をすべて掲げているものとして，最も適当なものを選びなさい。

1　卵，乳，えび，かに，小麦，そば，落花生，くるみ
2　えび，かに，小麦，さば，卵，乳，ピーナッツ，くるみ
3　あわび，いか，いくら，さけ，さば，大豆，鶏肉，くるみ
4　大豆，とうもろこし，ばれいしょ，菜種，てん菜，パパイヤ，くるみ
5　さけ，さば，大豆，鶏肉，バナナ，豚肉，やまいも，くるみ

問題26　「JASマーク」に関する記述として，最も不適当なものを選びなさい。

1　JASマークとは，食品・農林水産品やこれらの取り扱い方法などが，日本農林規格（略称JAS）を満たすことを証するものとして，食品・農林水産品や事業者の広告などに表示されるものである。
2　図Aは，品位，成分，性能等の品質についてのJAS（一般JAS）規格を満たす食品や林産物などに付されるJASマークである。
3　図Bは，有機JAS規格を満たす農産物などに付される有機JASマークであり，これが付されていない農産物，畜産物および加工食品には「有機○○」などの表示ができない。
4　図Cは，相当程度明確な特色のあるJAS規格を満たす製品などに付されるもので，「特色JASマーク」と呼ばれる。
5　従来の「特定JASマーク」「生産情報公表JASマーク」「定温管理流通JASマーク」の3つは，特色JASマークに統合された。

A　　　　　　　B　　　　　　　C

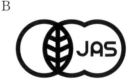
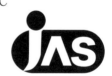

問題27 食中毒に関する記述として，最も適当なものを選びなさい。

1　食中毒とは，飲食物に含まれている有毒物質を摂取することによって発生する健康被害をいうが，栄養障害も食中毒に含まれる。

2　おもな症状は，腹痛，おう吐，発熱，下痢などであり，死に至ることはない。

3　食中毒の原因は，細菌性，ウイルス性，自然毒の3種類に限られる。

4　食中毒は，有害な物質が包装容器や調理器具，食器などに付着していたことによって発生する場合もある。

5　病原微生物による食中毒の場合，病原微生物が増殖すると変な臭いやすっぱい味がするので，それによって食中毒の発生を容易に判断することができる。

問題28 細菌が増殖する条件の組合せとして，最も適当なものを選びなさい。

1　酸素，湿度（水分），エネルギー

2　栄養素，酸素，温度

3　栄養素，湿度（水分），温度

4　熱量，湿度（水分），ミネラル

5　熱量，酸素，湿度（水分）

問題29 ノロウイルスに関する記述として，最も適当なものを選びなさい。

1　人の腸内で毒素を生み出し，出血をともなう下痢を起こす。O157が代表的。

2　人の腸内でのみ増殖し，冬場に集中発生する。

3　症状によって，おう吐型と下痢型に分けられる。

4　豚，鶏，牛，ペット，は虫類，両生類などの動物の腸管内のほか，自然界に広く分布している。

5　人や動物の化膿した傷や，鼻粘膜などのなかに多く存在している。

第1回

問題

問題30 次の特徴をもつ病原微生物として，最も適当なものを選びなさい。

・感染型の食中毒で，夏〜秋頃に多発する。
・塩分を好み，海水程度の濃度約3〜5％で発育する。
・生で食べる魚介類，加工食品などが原因食品となる。
・真水に弱いので，魚介類を真水でよく洗うことも予防法になる。

1　黄色ブドウ球菌
2　サルモネラ属菌
3　腸管出血性大腸菌
4　カンピロバクター
5　腸炎ビブリオ

問題31 調理に関する記述として，最も不適当なものを選びなさい。

1　調理前の肉や魚介類からはドリップが出ることが多いが，ほかの食品などにふれないよう注意が必要である。
2　冷凍された食品を解凍し，調理したあと残ってしまったものは，冷凍庫ですぐに再冷凍する。
3　包丁やまな板はよく洗って熱湯消毒してから使うようにし，生の肉や魚を切ったあと，包丁やまな板を洗わずに野菜などを切ることはしないようにする。
4　加熱調理する場合は，食品の中心部を最低でも75℃で1分間以上加熱することをめやすにして火を通すようにする。
5　食器や調理器具は使用後できるだけ早く洗うようにし，キッチンシンクや三角コーナー，スポンジ，ふきんなども熱湯や薬剤などで消毒しておくことが大切である。

問題32 「滅菌」に関する記述として，最も適当なものを選びなさい。

1　食器，調理器具，手指，食品などの汚れや有害物質を，水や洗剤で取り除くこと。
2　微生物を，物理的に分別して取り除いた状態にすること。
3　食品や調理器具などに付着している微生物をほとんど死滅させて，ほぼ無菌の状態にすること。
4　微生物を死滅させたり減少させたりして，感染力のない安全な状態にすること。
5　微生物の活動を抑え，それ以上に繁殖させないようにすること。

問題33 「残留農薬」に関する記述として，最も不適当なものを選びなさい。

1　農作物に使用された農薬は，時間が経つとともに分解・消失されるが，収穫までにすべてがなくなるとはかぎらない。

2　残留農薬が人の健康を損なうおそれがないよう，生産者には農薬ごとの使用量など，決められた使い方が義務づけられている。

3　収穫後の農産物等に農薬等を使用することをポストハーベストという。

4　農薬等に関するポジティブリスト制度が導入され，残留してはならない農薬にだけ基準値を定めてリスト化することとなった。

5　農薬等のポジティブリスト制度では，残留基準が設定された農薬等だけでなく，それ以外のものにも一律基準を適用することで，農薬等が基準値以上に含まれる食品の販売等を原則禁止する。

問題34 「食品添加物」に関する記述として，最も不適当なものを選びなさい。

1　厚生労働大臣の指定を受けた指定添加物以外で添加物として使用できるのは，既存添加物，天然香料，一般飲食物添加物のみである。

2　保存料や酸化防止剤などは，食品の保存性を高めるため，甘味料や発色剤などは，風味や外観をよくするための添加物である。

3　食品の品質向上や栄養価を高めるために使用する添加物はあるが，食品の製造作業の効率を高めることを目的として使用する添加物は食品添加物には含まれない。

4　原材料の製造・加工で使用された添加物が食品に残存しても，微量となって効果を示さない場合を「キャリーオーバー」といい，これについては食品添加物の表示が免除される。

5　食品添加物の1日摂取許容量を「ADI」といい，生涯にわたり毎日摂取し続けても，健康に悪影響が出ない量とされている。

問題35 次のうち，流通における日本的商慣行とその説明の組合せとして，最も不適当なものを選びなさい。

1　制度価格 …… メーカーが，卸売業者や小売業者に対して設定した販売価格

2　メーカー希望小売価格 …… 小売業者以外のメーカーや代理店などが，自社商品にあらかじめ設定した販売参考小売価格

3　建値制度 …… 制度価格の安定化を図るために，メーカーが一定の取引数量について設定した価格で商品を売買すること

4　リベート …… 小売業者が，イベント料や宣伝費などとして，卸売業者やメーカーに要求する金銭

5　派遣店員 …… メーカーが，百貨店や大型小売店などに，自社商品の販売を手伝うために派遣する店員

問題36 流通の役割に関する記述として，最も適当なものを選びなさい。

1　小売業者とは，商品を消費者に直接販売する小さな個人商店のことをいう。

2　商品を生産地から消費地まで輸送したり，保管したり，仕分けしたりするといった，物質的に商品を流通させる機能のことを商流機能という。

3　問屋や商社などの卸売業者が商品を生産者から買い付けて小売業者に卸し，小売業者が消費者に販売するというように，商品を生産者から消費者まで取り引きしていく機能のことを金融機能という。

4　情報伝達機能とは，売れ筋，死に筋といった商品の販売情報や，新商品に関する情報などを提供する機能のことをいう。

5　「売れ筋」とはよく売れている商品のことをいい，一方，「死に筋」とは消費期限や賞味期限が切れたために健康被害の発生するおそれがある商品のことをいう。

問題37 次の記述のうち，最も不適当なものを選びなさい。

1 「ロジスティックス」とは，資材の調達から生産，販売まで，商品をいかに効率よく継続的に供給するかという視点から，物流を戦略的にとらえて管理するシステムをいう。

2 環境に配慮したうえで，資材調達，輸配送，廃棄，リサイクルまでを総合的にとらえる物流システムを「グリーンロジスティックス」という。

3 近年の物流は，売れるものを，売れるときに，売れる数だけ納品するという，「消費者起点流通」の形態に変化している。

4 「リードタイム」とは，生産現場では，製造の指示が出てから商品が完成するまで，在庫管理では，注文してから商品が届けられるまでの時間を指す。

5 メーカーの利益を増大させるため，製造から販売までの期間の短縮や在庫の減少など，さまざまなロスをなくし，コストの削減を図ることを「クイックレスポンス（QR）」という。

問題38 「食事に関する問題を解決する提案」を意味するアメリカで提唱された手法を何というか，最も適当なものを選びなさい。

1 スローフード
2 ホームミールリプレースメント
3 ミールソリューション
4 マーチャンダイジング
5 フードファディズム

問題39 次の特徴をもつ内容の販売業態として，最も適当なものを選びなさい。

・現金払いの持ち帰り販売（キャッシュ＆キャリー）をする卸売業者。
・会員制であり，個人でも会員になれば買い物ができる。
・巨大な倉庫型店舗でサービスを省略し，低価格化を図っている。

1 パワーセンター
2 生活協同組合
3 ホームセンター
4 ホールセールクラブ
5 ドラッグストア

問題40 「エンド陳列」に関する記述として，最も適当なものを選びなさい。

1 販売を強化したい商品を陳列棚の両端に積み上げること。
2 陳列棚の前面に小箱などを引っ掛け，小型の商品を陳列すること。
3 同じカテゴリーの商品を垂直（縦）方向に陳列すること。
4 同じカテゴリーの商品を水平（横）方向に陳列すること。
5 店内の通路上に配置したワゴンなどに商品を陳列すること。

問題41 一般的な「コンビニエンスストア」の特徴として，最も不適当なものを選びなさい。

1 24時間営業，年中無休。
2 売り場面積は100m^{2}前後である。
3 食料品，日用雑貨など，約3,000品目を扱う。
4 その日の入荷商品をまとめて1回で配送するシステムを導入している。
5 フランチャイズチェーン方式を採用しているところが多い。

問題42 「POSシステム」のメリットに関する記述として，最も不適当なものを選びなさい。

1 商品が自動的に発注されるので，効率よく商品が納入される。
2 レジでの精算業務が簡素化され，スピードアップが図れる。
3 データをもとに，品ぞろえや商品陳列などの計画の決定が合理的に実行できる。
4 在庫状況が即座にわかるので，品切れや欠品をなくし，機会ロスを減らすことができる。
5 プライベートブランド商品の開発に役立つ。

問題43 「環境対策」に関する記述として，最も適当なものを選びなさい。

1 「ゼロエミッション」とは，あらゆる産業から発生した廃棄物を，他の分野の材料として活用することなどによって，廃棄物をゼロにすることを目指す取り組みをいう。

2 ビールや日本酒のびんを回収して何度も再利用するなど，生産者が使用済みの製品や部品を回収して使用することを「リサイクル」という。

3 廃棄物の発生を減らすために，必要以上の消費や生産を抑制することを「リユース」という。

4 使用済みのペットボトルを粉砕して繊維製品の原材料とするなど，廃棄物を回収し，別の製品の原材料として再生利用（再資源化）することを「リデュース」という。

5 「デポジット」とは，落ち葉や藁など，植物から生じる農産廃棄物を利用して，堆肥づくりを行うことをいう。

問題44 次のうち，容器包装リサイクル法による再商品化義務の対象とされるものとして，最も適当なものを選びなさい。

1 手紙やダイレクトメールを入れた封筒
2 クリーニング店で提供されるビニールカバー
3 段ボール，飲用乳などの紙パック
4 アルミ缶，スチール缶
5 ガラスびん，ペットボトル

問題45 「経済指標」に関する記述として，最も不適当なものを選びなさい。

1　国内で1年間に生み出された利益の合計をGDP（国内総生産）といい，景気動向をより正確に判断するときは，物価変動による影響を取り除いた「実質GDP」が指標として役に立つ。

2　「マネーストック」とは，国や金融機関が保有している通貨の量であり，金融政策のうえで重視されている。

3　「景気動向指数」は，景気が上向き（拡張）か下向き（後退）かを判定するための指標であり，内閣府が毎月末に発表する。

4　日本銀行が発表する「日銀短観」は，「全国企業短期経済観測調査」の略称であり，企業の景気の総合判断を示す。

5　「消費者物価指数」とは，全国の消費者が購入する商品の平均的な価格の動きを測定したものであり，総務省が毎月発表する。

問題46 「税金」に関する記述として，最も不適当なものを選びなさい。

1　消費税の場合，販売者は税負担者であり，消費者が納税義務者に当たる。

2　消費税や酒税のように税負担者と納税義務者とが一致しない税を間接税といい，一方，所得税や法人税のように税負担者と納税義務者とが一致する税を直接税という。

3　所得税は，課税所得金額が大きくなるほど税率が高くなるが，この制度を累進課税という。

4　累進課税制度には，所得格差を抑えるという働きがある。

5　消費税や酒税は税率が一律なので，所得の少ない人ほど負担が重くなる。

問題47 「円高・円安」に関する記述として，最も適当なものを選び なさい。

1　1ドル＝110円から1ドル＝90円になった場合は，円安になったと いう。

2　円高になると海外旅行者にとっては不利である。

3　円安の場合，輸入産業は輸入代金が下がるので利益が増える。

4　1ドル＝90円から1ドル＝110円になると，輸出業者は売上げが上 昇して利益が増える。

5　円高や円安が急激に進行していても，政府が為替相場に介入するよ うなことはしない。

問題48 「牛肉トレーサビリティ法」に関する記述として，最も不適 当なものを選びなさい。

1　この法律の正式名称は「牛の個体識別のための情報の管理及び伝達 に関する特別措置法」である。

2　トレーサビリティとは，生産と流通の履歴をインターネットなどで 検索できることを指し，正確には「生産流通履歴情報把握システム」 という。

3　この法律では，個々の牛に10桁の個体識別番号を装着するととも に，生産，流通，消費の各段階において，その個体識別番号を正確に 伝達することにより，消費者に対する個体識別情報の提供を促進して いる。

4　個体識別番号を装着するのは，日本国内で飼養されている，輸入牛 を除くすべての牛である。

5　この法律の目的として，牛海綿状脳症（BSE）のまん延防止措置の 的確な実施を図ることが挙げられる。

問題49 「HACCP」に関する記述として，最も不適当なものを選びなさい。

1 　HACCPとは，発生しうる危害を分析し，重要管理点を設定した衛生管理手法である。
2 　HACCPシステムの導入だけでなく，安全で衛生的な原材料を，衛生的な場所で取り扱うことが衛生管理における重要な条件である。
3 　HACCPが対象とする危害は，生物学的危害，化学的危害，物理的危害の3つである。
4 　日本では，このHACCPと一般衛生管理のいずれかの導入が制度化されている。
5 　HACCPは，アメリカのNASAで，高度な安全性を要求される宇宙食開発のなかから考え出された衛生管理の手法である。

問題50 「かたり商法」に関する記述として，最も適当なものを選びなさい。

1 　会場に大勢の人を集め，買わないと損をするような雰囲気をつくり出したあと，最終目的である高額商品の購入契約をさせてしまう。
2 　内職で収入が得られると言って勧誘し，その仕事に必要な物品などを購入させるが，実際には，ほとんど収入につながらない。
3 　注文していないのに商品を勝手に送り，断らなければ購入を承諾したとみなして代金を一方的に請求する。
4 　販売目的を告げず，電話や郵便で「あなたが特別に選ばれました」などと誘いかけ，待ち合わせ場所に呼び出して契約をさせる。
5 　制服らしきものを着用し，役所や消防署などの公的な機関から来たように勘違いさせ，消火器やガス警報器などの商品を売りつける。

予想模擬試験〈第2回〉

問題1 次の記述のうち，最も不適当なものを選びなさい。

1　栄養とは，必要な物質を体内に取り入れて，体の成長や活動に役立たせている状態をいい，栄養という状態を保つために体外から摂取する物質を，栄養素という。

2　健康寿命とは，健康上の問題で日常生活が制限されることなく生活できる期間のことをいう。

3　世界保健機関（WHO）の憲章では，健康とは，肉体的，精神的，経済的に良好な状態であると定義されている。

4　健康を維持するための3要素として，栄養，運動，休養の3つが挙げられる。

5　通常はウイルスを撃退できる免疫力があるのに，ストレスによって免疫力が低下しているために風邪を引いてしまうことがある。

問題2　「消化と吸収」に関する記述として，最も適当なものを選びなさい。

1　口腔では，食物をかみ砕く咀嚼が行われ，唾液に含まれる消化酵素のペプシンによって，食物が分解される。

2　食道では，消化の作用はないが，嚥下運動やぜん動運動によって，食物を胃に送る働きをしている。

3　胃液は強い酸性であり，食物とともに入ってきたウイルスや細菌の増殖を抑え，殺菌するとともに，胃液に含まれるトリプシンという消化酵素が，たんぱく質を分解する。

4　胃と十二指腸で消化された食物は，小腸でさらに消化され，栄養素の大部分が小腸で吸収される。アルコールは，約20％程度が小腸で吸収される。

5　大腸は，便の運搬や貯蓄が主な働きであり，食後12〜24時間程度で便として排せつする。

問題3 「たんぱく質」に関する記述として，最も不適当なものを選びなさい。

1 たんぱく質は，アミノ酸が結合した化合物であり，筋肉，内臓，皮膚，毛髪，つめなど体の多くの組織の材料となる。

2 たんぱく質は，炭素，水素，酸素のほかに窒素を含む高分子の化合物である。

3 たんぱく質を多く含む食品としては，肉類，魚類，卵，だいず，牛乳，乳製品などが挙げられる。

4 たんぱく質には，熱・酸・アルカリによって変化する性質があり，ゼリーや煮こごり，卵料理，ヨーグルトなどはこの性質を利用している。

5 たんぱく質は，糖質や脂質と比べて消化吸収が速く燃焼しやすいため，エネルギー源として即効性がある。

問題4 ビタミンのうち，成長を促進し，視力や皮膚，粘膜などを正常に保つ働きをもつものとして，最も適当なものを選びなさい。

1 ビタミンA

2 ビタミンD

3 ビタミンK

4 ビタミンC

5 ビタミンB$_2$

問題5 食物繊維と水に関する記述として，最も不適当なものを選びなさい。

1 人の消化酵素では消化できない，食物中の難消化性多糖類とよばれるものを食物繊維という。

2 食物繊維には，腸の働きを高めて便秘を解消するなどの働きがある。

3 食物繊維は，エネルギー源や体の構成成分にはならない。

4 水には栄養素の運搬，消化液の分泌，老廃物の排せつなどの役割がある。

5 水は，第6の栄養素ともよばれている。

問題６ 次の栄養素の「特性と主な欠乏症」の組合せとして，最も不適当なものを選びなさい。

	（栄養素）	（特性）		（主な欠乏症）
1	葉酸	貧血を予防する	→	貧血
2	ナイアシン	血行をよくする	→	皮膚炎
3	パントテン酸	免疫力を強化する	→	副腎機能の低下
4	カルシウム	精神を安定させる	→	神経過敏
5	カリウム	骨や歯を形成する	→	歯槽膿漏

問題７ 病気と食事上の注意点に関する記述として，最も不適当なものを選びなさい。

1 胆石症では，脂肪，アルコール，香辛料は控える必要がある。
2 胃潰瘍では，極端に冷たいものや熱いものは避けることが望ましい。
3 生活習慣病による心疾患の原因は，動物性脂肪の摂取過多，過度の喫煙，飲酒などによるものが多い。
4 虚血性心疾患の食事では，ビタミン類を控える必要がある。
5 高血圧症の人の食事は，減塩食であるため，薄味でもおいしく感じるくふうが大切である。

問題８ 「エネルギー代謝量」に関する記述として，最も適当なものを選びなさい。

1 何もせずに，ただ横になっている状態で消費されるエネルギー量のことを基礎代謝という。
2 基礎代謝量は，女性のほうが男性より高く，体重が同じならば筋肉量の少ないほうが高くなる。
3 基礎代謝量は，夏（暑いとき）のほうが冬（寒いとき）よりも高くなるという特徴がある。
4 同じ活動を行った場合，体重の軽い人ほどエネルギーの消費量は多い。
5 ３つのエネルギー代謝量は，安静時代謝量，基礎代謝量，運動時代謝量の順に大きくなっていく。

問題9 「高血圧」と「糖尿病」に関する記述として，最も不適当なものを選びなさい。

1　高血圧症の原因として，肥満のほかに，遺伝，ストレスの多い生活などが挙げられる。

2　血液中に食塩の成分であるナトリウムが増えると，塩分濃度を調節しようとして水分が増加され，これにより血液の量が増えて，血圧が上昇する。

3　高血圧症の主な合併症として，神経障害，網膜症および腎症の3つが挙げられる。

4　糖尿病とは，膵臓から分泌されるインスリンが不足したり，働きが悪くなることによって，血液中のブドウ糖（血糖値）が異常に多くなる病気をいう。

5　塩分の使用を控えめにして，ナトリウムの摂取を制限することは，高血圧と糖尿病に共通した食事の留意点である。

問題10 「懐石料理」に関する記述として，最も適当なものを選びなさい。

1　江戸時代，お酒を楽しむ宴会向けに普及した料理。現在では，会合や接待などで出される宴席料理のことを指す。

2　茶の湯の席で，お茶を飲む前に出される簡素な食事のこと。

3　殺生を禁じる仏教の教えにより，肉・魚を使わず，野菜や豆類などを中心につくられる料理。

4　日本料理の正式な膳立て。室町時代の武家社会に始まり，江戸時代に発達した。

5　中国の影響を受けた長崎の郷土料理。大皿に盛りつけた料理を取り分けて食べる。

問題11 次の記述のうち，最も不適当なものを選びなさい。

1　生ものを「切る」調理と，「焼く」「煮る」「蒸す」「揚げる」という加熱調理とを合わせて，調理の「五法」という。

2　食事は，医療や薬と同じように命を養い，健康を保つものであるとする考え方を「医食同源」という。

3　特別な行事や祝いごとのある日を「ハレ」，日常的な日々や弔事などがある日を「ケ」という。

4　からだは住んでいる土地や風土と切り離せない。このため，その人の生まれ育った土地の食物が，からだにとっていちばんよいとする考え方を「身土不二」という。

5　地域で生産されたものをその地域で消費することを「自給自足」という。

問題12　「五節句と料理（節供）」に関する記述のうち，最も適当なものを選びなさい。

1　人日とは，1月7日の七草の節句のことをいい，春の七草を用いた七草がゆを食べる。春の七草とは，せり，なずな，ごぎょう，はこべら，ほとけのざ，すずな，すずしろの7種類の植物をいう。

2　重陽とは，3月3日の桃の節句のことであり，桜餅，白酒，散らしずし，ハマグリの吸物などを節供とする。

3　端午の節句は別名，菖蒲の節句あるいはあやめの節句ともいい，ぼた餅が節供とされている。

4　7月7日の七夕は，星祭りとか笹の節句などともよばれ，手巻きずしを食べる習わしがある。

5　9月9日は上巳，または菊の節句ともよばれ，菊酒，栗飯などが節供とされる。

問題13 「食事のおいしさ」に関する記述として，最も適当なものを選びなさい。

1　おいしさの感覚には，味覚，嗅覚，視覚はもちろんのこと，子どものころからの好物をおいしく感じるように，その人の過去の食体験も大きな影響を与えるが，聴覚と触覚は関係がない。

2　人が舌で感じる主な味覚として，甘味，辛味，酸味，苦味，うま味があり，この5つを基本味（五味）という。

3　甘味は舌の先端部分，酸味は舌の側面，苦みは舌の奥の部分で強く感じられる。

4　味が異なる2種類の物質を同時に与えられたとき，一方の味が強められる現象を，相乗効果という。

5　味が異なる2種類の物質を同時に与えられたとき，一方の味が弱められる現象を，対比効果という。

問題14 年中行事とその代表的な行事食の組合せとして，最も不適当なものを選びなさい。

1　正月　…………　お節料理
2　土用の丑　……　うなぎ
3　月見　…………　おとそ
4　彼岸　…………　ぼた餅，おはぎ
5　冬至　…………　かぼちゃ，こんにゃく

問題15 「郷土料理」に関する記述として，最も不適当なものを選びなさい。

1　郷土料理とは，その土地の自然条件や生活習慣のなかで生まれ，受け継がれてきた料理をいう。

2　外国から伝来したものは，日本の郷土料理に含めることはできない。

3　郷土料理や行事食は，食文化を伝承するものといえる。

4　食材がその土地特有のものでなくても，調理方法がその土地特有のものであれば郷土料理といえる。

5　郷土料理には，現在，家庭であまりつくられなくなり，商業的な名産品としてしか残っていない料理もある。

問題16 「西洋料理のマナー」に関する記述として，最も適当なものを選びなさい。

1 食卓の席次は，一般的には，入口から遠い席が主人の席，入口に近いほうの席が主賓の席となる。

2 着席するときは，係りの人がいすを引いてくれるので，必ずいすの右側から腰をおろすようにする。

3 ナプキンは，料理が運ばれる前に二つ折りにして胸元にかける。

4 食事の時間を楽しく過ごせるよう，会話を楽しみながら，周囲の人と同じくらいの速さで食べる。

5 ナイフなどを床に落としてしまったときは，周囲に迷惑をかけないように自分自身で拾う。

問題17 次の記述のうち，最も不適当なものを選びなさい。

1 食器として利用される陶器と磁器のうち，陶器は吸水性があり，たたくと比較的鈍い音がするが，磁器は吸水性がなく，たたくと金属音がする。

2 食品や食器を数えるとき，豆腐は一丁，いかは一腹，キャベツは一玉と数え，箸は一膳，来客用の茶碗は一客などと数える。

3 味つけの基本とされる「さしすせそ」のうち，「さ」は砂糖，「し」は塩，「す」は酢，「せ」はしょうゆ，「そ」はみそを表している。

4 日本酒や米などの量を表す「合」という単位は，1合＝180mℓ であり，10合＝1升，10升＝1斗と表わされる。

5 「鴨葱」という言葉は，「鴨が葱をしょってくる」を縮めたものであり，願ってもない，都合のよい状況であることを意味する。

問題18 加工食品（弁当）の食品表示に関する記述として，最も不適当なものを選びなさい。

1　商品カタログなどにその弁当の食品表示を掲載している場合でも，実際にその弁当の入った容器包装に食品表示をする必要がある。
2　煮物など，2種類以上の原材料からなる複合原材料を使用する場合には，その複合原材料名のあとにカッコを付け，その中に複合原材料中の原材料名を表示する。
3　複合原材料中の原材料名は，重量の割合が高いものから順にすべて表示するのが原則であるが，重量の割合が3番目以下であって，かつその割合が3％未満である原材料は，「その他」と表示できる。
4　複合原材料中の原材料と添加物は，「／（スラッシュ）」で区切ったり，改行するなどして，明確に区分する。
5　店舗内で製造した弁当を，デリバリーで販売する場合は，食品表示は不要である。

問題19 加工食品の食品表示の省略に関する記述として，最も不適当なものを選びなさい。

1　おにぎり，サンドイッチなど，内容量を外見上容易に識別できるものは，「内容量」を省略できる。
2　容器包装の表示可能面積が30c㎡以下であるものは，「消費期限または賞味期限」を省略できる。
3　常温で保存すること以外にその保存方法に関して留意すべき事項がないものは，「保存方法」を省略できる。
4　砂糖，食塩，アイスクリーム類などは，「保存方法」を省略できる。
5　容器包装の表示可能面積が30c㎡以下であるものは，「原料原産地名」を省略できる。

問題20　「加工食品の期限表示」に関する記述として，最も適当なものを選びなさい

1　コンビニエンスストアで販売しているサンドイッチ，おにぎりなどには，賞味期限が表示されているものが多い。

2　日もちしない食品については，製造年月日または加工年月日の表示が義務付けられている

3　卸業者は，賞味期限が残り3分の1となる前に，小売店に納品しなければならないことが，法律上義務付けられている。

4　早めに食べなければ衛生上の問題が生じるおそれのある食品については，販売した日を消費期限としているものもある。

5　消費期限および賞味期限は，国の機関が，法令で定められた基準に基づいて設定している。

問題21　「農産物の食品表示」に関する記述として，最も適当なものを選びなさい。

1　国産品については，原産地として都道府県名を表示するのが原則であるが，「国産」，「国内品」などの表示をもってこれに代えることもできる。

2　輸入品については，原産地として，一般に知られている地名を表示することができるが，その場合は原産国名を併記する必要がある。

3　国産品については，市町村名または旧国名（津軽，信州，土佐など）のみを原産地の表示とすることができる。

4　有機農産物については，「有機トマト」，「有機大豆」といった表示を「特色JASマーク」とともに表示することが認められている。

5　農薬・化学肥料を50％以上減らした農産物は「特別栽培農産物」とされ，「減農薬」，「減化学肥料」などの表示が認められる。

問題22　水産物の食品表示として，最も不適当なものを選びなさい。

1　ブリ　富山湾
2　カキ　養殖　宮城県
3　サンマ　三陸北部沖（大船渡港）
4　ミナミマグロ　冷凍　インド洋
5　タラバガニ　ロシア

問題23 「畜産物の食品表示」に関する記述として，最も不適当なものを選びなさい。

1 畜産物とは，食肉類，乳類，食用鶏卵（殻付きのものに限る），その他の畜産食品をいう。

2 畜産物には，名称および原産地を表示するが，「牛肉」，「鶏肉」といった一般的な名称のほか，部位名（もも，ロースなど）や用途（焼き肉用など）も業界ルール等によって表示される。

3 国産品の場合，原産地として国産である旨を表示するが，「国産」「国内産」のほか，「和牛」という表示も国産を表すものとされる。

4 日本国内で数年飼養した場合でも，日本での飼養期間がほかの国と比べて最長でない場合には「輸入品」となる。

5 容器包装に入れられた畜産物の場合は，容器包装の見やすい箇所に表示するが，容器包装に入れられていない場合は，食品に近接した掲示その他の見やすい場所に表示する。

問題24 次の記述のうち，最も不適当なものを選びなさい。

1 食品を生産形態によって分類した場合は，動物性食品（獣鳥肉類，魚介類，乳製品など）と植物性食品（穀類，野菜類，果実類など）に大きく分けられる。

2 食品を用途によって分類した場合は，主食，副食（主菜・副菜），調味料，保存食品，嗜好品，栄養補助食品などに分けられる。

3 「特別用途食品マーク」は，乳児用，幼児用，妊産婦用，病者用といった特別の用途に適する食品に付される。

4 「特定保健用食品マーク」は，健康の維持増進に役立つ成分が含まれていることを国が認めた食品に付される。

5 適正な表示がなされている飲用乳（牛乳，加工乳，乳飲料）には，全国飲用牛乳公正取引協議会が「飲用乳の公正マーク」を付すことを認めている。

問題25 「遺伝子組換え表示」に関する記述として，最も不適当なものを選びなさい。

1　大豆，とうもろこし，ばれいしょ，菜種，綿実，アルファルファ，てん菜，パパイヤ，からしなの9種類の農産物には，遺伝子組換え表示が義務付けられている。

2　遺伝子組換え表示が義務付けられている農産物を主な原材料とする加工食品のうち一定のものには，その主な原材料について，遺伝子組換え表示が義務付けられている。

3　遺伝子組換え表示義務がない食品として，しょうゆ，大豆油，綿実油，菜種油などが挙げられる。

4　遺伝子組換えでない農産物を原材料とする加工食品には，「遺伝子組換えでない」旨の表示をすることが義務付けられている。

5　遺伝子組換え農産物と非遺伝子組換え農産物が分けて管理されていない農産物を原材料とする加工食品には，「遺伝子組換え不分別である」旨の表示が義務付けられている。

問題26　次のうち，アレルギー表示が推奨される「特定原材料に準ずるもの」に指定された品目のみを掲げているものとして，最も適当なものを選びなさい。

1　えび，かに，小麦，そば，卵，乳，落花生

2　アーモンド，ピーナッツ，あわび，いか，まつたけ

3　カシューナッツ，キウイフルーツ，もも，牛肉，小麦，大豆

4　ごま，そば，さけ，やまいも，りんご，ゼラチン

5　いくら，オレンジ，さば，大豆，牛肉，豚肉，鶏肉，バナナ

問題27 食中毒の発生状況に関する記述として，最も適当なものを選びなさい。

1 食中毒で発生件数が最も多いのは，ふぐ毒やその他の自然毒による食中毒である。

2 食中毒患者を診断した医師に保健所への届出が義務づけられていることによって，患者数のみならず食中毒の発生状況が把握できる。

3 近年，食生活の欧米化とともにカンピロバクターを原因とする食中毒が多くなっているが，このことからも食中毒の発生が食生活のあり方と密接に結びついていることがわかる。

4 細菌性の食中毒はおもに6月〜10月を中心として発生件数が多くなり，毒きのこやふぐ毒を原因とするものは春先に集中して発生する。

5 最近では，ノロウイルスを原因とするウイルス性の食中毒が夏場に非常に多く発生するようになった。

問題28 「カンピロバクター」の特徴に関する記述として，最も適当なものを選びなさい。

1 家畜などの動物の腸管内に生息し，食肉（とくに鶏肉）などが食中毒の原因食品になりやすい。

2 塩分を好み，真水に弱い。生鮮魚介類などが食中毒の原因食品になりやすい。

3 給食などの大量調理した食品で食中毒が発生しやすい。

4 病原大腸菌の一種で，腸内でベロ毒素という毒素を生み出す。

5 ネズミ，ハエ，ゴキブリや，犬，猫なども菌を媒介する。

問題29 次の特徴をもつ食中毒菌として，最も適当なものを選びなさい。

・ヒトの化膿創などに存在し，化膿菌ともよばれる。

・エンテロトキシンという毒素を生み出す。

1 ボツリヌス菌

2 病原性大腸菌

3 黄色ブドウ球菌

4 セレウス菌

5 サルモネラ属菌

問題30　「細菌性食中毒の予防」に関する記述として，最も不適当なものを選びなさい。

1　食品に食中毒菌がついてしまっていても，食中毒を引き起こす量まで増えなければ，食中毒は発生しない。

2　細菌をつけないためには，食品を保存する際にしっかりと包んだり容器に入れたりするほか，手洗いの励行や，調理器具，冷蔵庫内を定期的に消毒し，清潔に保つことなどが求められる。

3　細菌は通常，低温（5～10℃）では増えにくくなるので，購入した食品を冷蔵庫で保管することが大切である。

4　食中毒を起こす細菌のほとんどは，加熱によって死滅させられる。特に再加熱する際には，中心部分まで十分に熱を通すようにする。

5　「清潔」，「冷蔵」，「加熱」の3つを，細菌性食中毒の予防の3原則という。

問題31　次のうち，食品の保存方法と，その方法によって保存される食品の組合せとして，最も適当なものを選びなさい。

1　低温法 …… レトルト食品

2　乾燥法 …… ベーコン

3　燻煙法 …… するめ

4　空気遮断法 …… 缶詰

5　塩蔵法 …… サラミ

問題32　正しい冷蔵庫の使い方に関する記述として，最も適当なものを選びなさい。

1　冷蔵庫の室温については，冷蔵室を10℃以下，冷凍室を0℃以下に保つように注意する。

2　冷蔵室で冷やされた食品をすき間なく庫内に詰めることで，保冷の効率を上げることができる。

3　常温で保存できる缶詰やレトルト食品なども，できる限り冷蔵庫に入れるようにする。

4　どこに何を入れるのかあらかじめ決めておけば，ドアの開閉時間を短縮することができる。

5　野菜類はビニール袋などには入れず，泥のついたものもそのまま野菜室で保管したほうがよい。

問題33 「食品の化学変化」に関する記述として，**最も不適当なもの**を選びなさい。

1　食品の成分であるタンパク質が，微生物の作用によって分解され，悪臭や有害な物質を生じて食用に適さなくなった状態を「腐敗」という。

2　微生物が食品の成分を分解して起こる化学変化のうち，人間にとって有益な物質へと変化した場合を「変質」という。

3　食品中の糖質や脂肪が，微生物の作用によって酵素分解され，劣化する現象を「変敗」という。

4　空気中の酸素や太陽光線の作用によって，油脂が酸化されたり分解されたりする現象を「酸敗」という。

5　食品の化学変化によって，うま味や風味が増加した状態を「熟成」という。

問題34 「遺伝子組換え」に関する記述として，**最も不適当なもの**を選びなさい。

1　遺伝子組換え技術とは，ある農産物から有用な性質をもった遺伝子を取り出し，その性質を与えたい別の農作物などに組み込む技術をいう。

2　遺伝子組換え技術のメリットとして，従来は不可能と考えられていた，害虫抵抗性や除草剤耐性の高い農作物を作ることができる点が挙げられる。

3　従来の交配による品種改良でも，遺伝子の組換えは起きている。

4　現在の遺伝子組換え技術では，同種または近縁の農産物の間でしか遺伝子の取り込みができないが，有用遺伝子が見つかれば，新種の開発が短期間でできる。

5　遺伝子組換え農産物は，人工的に作り出されたものであり，生態系や健康への影響などを問題視する人が多いため，安全性確保のための規制が必要とされる。

問題35 「一店一帳合制」に関する記述として，最も適当なものを選びなさい。

1　小売店が商品を販売し終わるまでは卸売業者に仕入代金を払わない制度。
2　メーカーが卸売業者に対し小売業者を指定したり，小売業者に特定の卸売業者以外と取り引きさせないようにしたりする制度。
3　メーカーが自社製品を優先的に販売させる目的で，小売店に店員を派遣すること。
4　卸売業者や小売業者が，自分の判断で価格を決められる制度。
5　大規模な小売業者が，納入業者に押しつけ販売をすること。

問題36　流通の多様化に関する記述として，最も不適当なものを選びなさい。

1　流通チャネルとは，商品が生産者から消費者に至るまでの経路のことで，間接流通と直接流通の2つがある。
2　生産者と消費者との間に，卸売業者や小売業者などの流通業者が存在する場合を間接流通という。
3　直接流通とは，卸売業者や小売業者などが介在せず，生産者が直接消費者に販売する場合をいう。
4　流通を「川の流れ」にたとえて，生産者側を「川上」，消費者の側を「川下」とよぶことがある。
5　流通は，物流機能，商流機能，金融機能の3つに大別される。

問題37　「ミールソリューション」に関する記述として，最も不適当なものを選びなさい。

1　ミールソリューションとは，食事に関するさまざまな問題を解決していくための提案である。
2　Ready to Prepareはレシピと食材が準備されていること，Ready to Cookはそのままで食べられることを意味している。
3　ミールソリューションは，1990年代にアメリカのスーパーマーケット業界が，外食産業に対抗するために考え出した手法である。
4　家庭内での調理の手間を省くため，以前は生鮮食品の提供を中心としてきた小売店が，食卓の提案を重視するスタイルへと変化した。
5　電車の駅構内に展開する「駅ナカ」で食品を扱っている小売店などは，ミールソリューションの手法のひとつといえる。

問題38　「ホームミールリプレースメント（HMR）」に関する記述として，最も不適当なものを選びなさい。

1　HMRとは「家庭でつくる食事の代用品」という意味である。

2　HMRは，ミールソリューションの手法のひとつといえる。

3　食生活アドバイザー®としては，HMRの便利さを強調するべきである。

4　スーパーの総菜やコンビニ弁当などの中食は，HMRに該当する。

5　そのままで食べられるものだけでなく簡単な調理をするのもHMRに該当する。

問題39　「カテゴリーキラー」に関する記述として，最も適当なものを選びなさい。

1　計画的に開発された，小売業，飲食業，サービス業などの集団施設。

2　食料品全般・生活雑貨品などをおもに取り扱う，超大型のスーパーマーケットのこと。

3　日曜大工用品などを中心に生活関連雑貨を取りそろえた小売店のことで，おもに郊外に位置し，大規模な駐車場を持っている店が多い。

4　特定分野の商品を，圧倒的な品ぞろえと低価格の販売によって，近隣商圏内にあるデパートなど他競合店の著しい売上低下を招き，業務縮小，部門廃止に追い込むほどの勢力を持つ小売業態のこと。

5　メーカーなどが，自社製品の過剰在庫品などを格安で販売している店。

問題40　次の記述のうち，最も不適当なものを選びなさい。

1　「日配品」とは，牛乳や豆腐など，日もちせず，温度管理が必要な商品のことをいう。

2　発注や出荷のミスなどにより，予定どおりの商品が取りそろえられていない状態を「欠品」という。

3　「機会損失」とは，商品が売り場に陳列されていれば売ることができたはずなのに，品切れや補充ミスなどにより売ることができず，売上げが減少してしまうことをいう。

4　各商品につけられたバーコードをレジカウンターで読み取ることによって，どの商品が，いつ，いくらで，何個売れたかといった情報を，販売時点で管理するシステムを「POSシステム」という。

5　一人ひとりの消費者にターゲットを合わせたマーケティングの手法を「マスマーケティング」という。

問題41 次の記述のうち，最も不適当なものを選びなさい。

1 　1つの本部企業が店舗を増やし，これを直営店として営業を展開していく小売形態を「レギュラーチェーン」という。

2 　「マーチャンダイザー」は，商品やサービスを最適な場所，時期，価格，数量で提供するために，マーケティングや仕入れ，販売などについて権限を与えられた担当者である。

3 　「フランチャイズチェーン」とは，本部（フランチャイザー）が，加盟店（フランチャイジー）を募集し，これに一定地域内での商権を与えることによって営業を展開していく小売業態をいう。

4 　フランチャイズチェーンの加盟店が，本部に対して支払う加盟料のことを「ロイヤリティー」という。

5 　「スーパーバイザー」は，フランチャイズチェーンの本部の意向を加盟店に伝え，品ぞろえや陳列方法，在庫管理，販売員の教育などについて，指導や助言を行う担当者である。

問題42 「ジャストインタイム物流」に関する記述として，最も不適当なものを選びなさい。

1 　必要なものを，必要なときに，必要なだけ供給する物流のしくみである。

2 　多頻度小口配送に適しているため，コンビニエンスストアなどに活用されている。

3 　小売業者にとっては，在庫負担が重くなるシステムである。

4 　注文してから届くまでの時間（リードタイム）が短縮される。

5 　自動車会社が開発した「かんばん方式」とよばれる生産管理方式を流通に応用したものである。

問題43 「所得と税金」に関する記述として，最も不適当なものを選びなさい。

1 課税所得とは，所得（収入から必要経費を除いたもの）から，各種税法上の所得控除（医療費控除，扶養控除など）の合計を差し引いた金額であり，これが所得税の課税対象となる。

2 可処分所得とは，給与やボーナスなどの個人所得から，税金と社会保険料（健康保険，年金保険など）を差し引いた金額である。

3 都道府県に納める税として，自動車税，不動産取得税などがあり，市区町村に納める税として，軽自動車税，固定資産税などがある。

4 国税のうち，所得税，法人税，事業税，相続税は直接税，消費税，酒税，たばこ税，関税は間接税である。

5 申告納税とは，納税者が自ら税務署に提出する納税申告書に記入して税金を納付する制度をいう。

問題44 デフレとインフレに関する記述として，最も適当なものを選びなさい。

1 物価が上がり続ける現象をデフレーション（デフレ）といい，逆に物価が下がり続ける現象をインフレーション（インフレ）という。

2 不景気であるにもかかわらず，原油価格の上昇などが原因で物価が上がっている状態をデフレという。

3 物価が上がると，同じ金額で買える商品の量が少なくなるため，通貨価値が下がる。

4 デフレになった場合，預貯金を持っている人や年金生活者にとっては不利である。

5 原材料費などが高くなり，生産コストが上昇したことによって商品の価格が上がる場合を，ディマンドプルインフレとよぶ。

問題45 「飲食に起因する衛生上の危害の発生を防止し，もつて国民の健康の保護を図る」ことを目的としている法律として，最も適当なものを選びなさい。

1 食品衛生法
2 食品安全基本法
3 健康増進法
4 日本農林規格等に関する法律（JAS法）
5 食品表示法

問題46 「食料自給率」に関する記述として，最も不適当なものを選びなさい。

1　食料自給率とは，食料の消費が国内の生産でどの程度まかなえているかを示す指標である。
2　重量ベース，供給熱量ベース，生産額ベースの3つの計算方法がある。
3　供給熱量ベース総合食料自給率は，ここ数年60％程度まで低下している。
4　低カロリーの食料は，生産額ベースのほうが生産等を的確に反映できる。
5　生産額ベース食料自給率は，減少傾向で推移している。

問題47 「米トレーサビリティ法」に関する記述として，最も不適当なものを選びなさい。

1　米穀事業者に対し，米穀等の取引等の記録を作成し，保存することを義務付けている。
2　「米穀事業者」とは，米穀等の生産，販売，輸入，加工または製造の事業を行うものをいい，提供者（外食の事業者など）は含まれない。
3　対象食品である「米穀等」には，米穀のほかに，餅，団子，米菓，清酒，単式蒸留焼酎，みりんなどが含まれる。
4　米穀事業者は，飼料用など食用に供しないものを除く米穀等について，その産地情報を，取引先や消費者に伝達するよう義務付けられている。
5　この法律は，国民の健康の保護，消費者の利益の増進のほか，農業とその関連産業の健全な発展を図ることを目的としている。

問題48 次の記述のうち，最も適当なものを選びなさい。

1　あらかじめ容器代を商品価格に上乗せしておき，消費者が容器を返却したときに容器代を返却するシステムを，デポジット制とよぶ。
2　リサイクルとは，使用済み製品を原型のまま繰り返し使うことをいう。
3　長期間使用できる製品をつくることは，リデュースとはいえない。
4　微生物などの働きで生ゴミを分解し，堆肥にすることをゼロエミッションという。
5　食品リサイクル法は，家庭から出される容器包装廃棄物の分別収集について定めている。

問題49 次の記述として，最も不適当なものを選びなさい。

1　ナショナルブランド（NB）とは，メーカーの有力商品として各地で販売されている，全国的知名度をもった商品をいう。

2　小売業者などの流通業者が独自に企画・生産し，ブランド名を付けた商品を，プライベートブランド（PB）という。

3　eコマースとは，インターネット上でのオンラインショッピングのような，電子商取引のことをいう。

4　企業と消費者の間での電子商取引は「B to C」，企業と企業の間での電子商取引は「C to C」と表わされる。

5　マルチ商法とは，商品を買って会員となり，知人などに紹介すると報奨金が入り，自分の系列に加入者を増やすほど大きな利益が得られるシステムをいう。

問題50 次の記述のうち，最も不適当なものを選びなさい。

1　クーリング・オフが適用できれば，消費者は理由を問わず，一方的に契約を解除することができる。

2　契約を解除すると，その契約は最初からなかったことになるので，消費者が支払っていた代金は業者から返金されることになる。

3　契約解除の通知がクーリング・オフ期間中に発送されたことを明らかにするため，内容証明郵便で送ることが重要である。

4　製造物責任法によれば，製造物の欠陥によって人の生命，身体または財産に被害が生じた場合，その製造業者が無過失であっても損害賠償責任を負わせることができる。

5　製造物責任法の対象となる「製造物」には，冷凍食品や缶詰，食用油などはもちろんのこと，未加工の生鮮食品なども含まれる。

第1回予想模擬試験
解答用紙

1	① ② ③ ④ ⑤	26	① ② ③ ④ ⑤
2	① ② ③ ④ ⑤	27	① ② ③ ④ ⑤
3	① ② ③ ④ ⑤	28	① ② ③ ④ ⑤
4	① ② ③ ④ ⑤	29	① ② ③ ④ ⑤
5	① ② ③ ④ ⑤	30	① ② ③ ④ ⑤
6	① ② ③ ④ ⑤	31	① ② ③ ④ ⑤
7	① ② ③ ④ ⑤	32	① ② ③ ④ ⑤
8	① ② ③ ④ ⑤	33	① ② ③ ④ ⑤
9	① ② ③ ④ ⑤	34	① ② ③ ④ ⑤
10	① ② ③ ④ ⑤	35	① ② ③ ④ ⑤
11	① ② ③ ④ ⑤	36	① ② ③ ④ ⑤
12	① ② ③ ④ ⑤	37	① ② ③ ④ ⑤
13	① ② ③ ④ ⑤	38	① ② ③ ④ ⑤
14	① ② ③ ④ ⑤	39	① ② ③ ④ ⑤
15	① ② ③ ④ ⑤	40	① ② ③ ④ ⑤
16	① ② ③ ④ ⑤	41	① ② ③ ④ ⑤
17	① ② ③ ④ ⑤	42	① ② ③ ④ ⑤
18	① ② ③ ④ ⑤	43	① ② ③ ④ ⑤
19	① ② ③ ④ ⑤	44	① ② ③ ④ ⑤
20	① ② ③ ④ ⑤	45	① ② ③ ④ ⑤
21	① ② ③ ④ ⑤	46	① ② ③ ④ ⑤
22	① ② ③ ④ ⑤	47	① ② ③ ④ ⑤
23	① ② ③ ④ ⑤	48	① ② ③ ④ ⑤
24	① ② ③ ④ ⑤	49	① ② ③ ④ ⑤
25	① ② ③ ④ ⑤	50	① ② ③ ④ ⑤

第2回予想模擬試験
解答用紙

1	① ② ③ ④ ⑤		26	① ② ③ ④ ⑤
2	① ② ③ ④ ⑤		27	① ② ③ ④ ⑤
3	① ② ③ ④ ⑤		28	① ② ③ ④ ⑤
4	① ② ③ ④ ⑤		29	① ② ③ ④ ⑤
5	① ② ③ ④ ⑤		30	① ② ③ ④ ⑤
6	① ② ③ ④ ⑤		31	① ② ③ ④ ⑤
7	① ② ③ ④ ⑤		32	① ② ③ ④ ⑤
8	① ② ③ ④ ⑤		33	① ② ③ ④ ⑤
9	① ② ③ ④ ⑤		34	① ② ③ ④ ⑤
10	① ② ③ ④ ⑤		35	① ② ③ ④ ⑤
11	① ② ③ ④ ⑤		36	① ② ③ ④ ⑤
12	① ② ③ ④ ⑤		37	① ② ③ ④ ⑤
13	① ② ③ ④ ⑤		38	① ② ③ ④ ⑤
14	① ② ③ ④ ⑤		39	① ② ③ ④ ⑤
15	① ② ③ ④ ⑤		40	① ② ③ ④ ⑤
16	① ② ③ ④ ⑤		41	① ② ③ ④ ⑤
17	① ② ③ ④ ⑤		42	① ② ③ ④ ⑤
18	① ② ③ ④ ⑤		43	① ② ③ ④ ⑤
19	① ② ③ ④ ⑤		44	① ② ③ ④ ⑤
20	① ② ③ ④ ⑤		45	① ② ③ ④ ⑤
21	① ② ③ ④ ⑤		46	① ② ③ ④ ⑤
22	① ② ③ ④ ⑤		47	① ② ③ ④ ⑤
23	① ② ③ ④ ⑤		48	① ② ③ ④ ⑤
24	① ② ③ ④ ⑤		49	① ② ③ ④ ⑤
25	① ② ③ ④ ⑤		50	① ② ③ ④ ⑤

食生活アドバイザー® 検定3級「速習テキスト＆予想模試」

予想模擬試験 解答・解説

予想模擬試験終了後，採点と弱点補強のために，ご活用ください。

予想模擬試験〈第1回〉解答一覧

1章 ウエルネス上手になろう		2章 もてなし上手になろう		3章 買い物上手になろう	
問題1	2	問題10	3	問題18	1
問題2	4	問題11	4	問題19	4
問題3	3	問題12	2	問題20	5
問題4	5	問題13	5	問題21	3
問題5	2	問題14	4	問題22	5
問題6	3	問題15	1	問題23	3
問題7	4	問題16	2	問題24	2
問題8	3	問題17	2	問題25	1
問題9	1			問題26	4

4章 段取り上手になろう		5章 生き方上手になろう		6章 やりくり上手になろう	
問題27	4	問題35	4	問題43	1
問題28	3	問題36	4	問題44	5
問題29	2	問題37	5	問題45	2
問題30	5	問題38	3	問題46	1
問題31	2	問題39	4	問題47	4
問題32	3	問題40	1	問題48	4
問題33	4	問題41	4	問題49	4
問題34	3	問題42	1	問題50	5

1章	2章	3章	4章	5章	6章	合計
/9	/8	/9	/8	/8	/8	/50

予想模擬試験〈第1回〉解答・解説

問題1　解答　2

〔解説〕　2　**栄養学**では，栄養素という物質の面を重視します。これに対して，**食生活学**とは，栄養のバランスや食品の効用だけを優先する食生活ではなく，**こころとからだの両方の視点**から，食と生活のあり方を研究する学問といえます。生活そのものを見直し，「いつ起きて，いつ寝て，何をどのように食べて，ストレスはあるか」などといった視点から食生活を考えます。

問題2　解答　4

〔解説〕　4　欧米人に比べると，日本人は食物を効率よく脂肪にして体内に蓄えることのできる「**倹約遺伝子**」をもつ人の割合が多く，そのため欧米人と同じ食事では**エネルギーの過剰摂取**となることから，生活習慣病を誘発しやすくなるといわれています。このような生活習慣病をつくり出す背景を知ったうえで，食事内容のバランスと健康維持を総合的に考えていくことが大切です。

問題3　解答　3

〔解説〕　1　水ではなく，ミネラルです。水は人間が生きていくうえで欠かせないものですが，栄養素ではありません。

　　2　日本人は1日に摂取する全エネルギーの60%弱を**糖質**から摂取します。このため，糖質は最も大切な栄養素とされています。

　　4　細胞膜の構成成分や血液の成分となり，ホルモンをつくるために欠かせない成分となるのは，糖質ではなく，**脂質**です。ただし過剰に摂取すると，肥満や動脈硬化などを招く原因となります。

　　5　体を動かすエネルギー源やブドウ糖の供給にかかわる働きをするのは，**糖質**です。糖質は，たんぱく質や脂質と比べて消化吸収が速い栄養素です。

問題4　解答　5

〔解説〕　5　**脂溶性ビタミン**はA，D，E，Kの4種類であり，ビタミンC
およびB群は**水溶性ビタミン**です。脂溶性ビタミンは過剰症を引
き起こす場合がありますが，植物性食品からは過剰摂取による障
害は少ないとされています。水溶性ビタミンは過剰に摂取しても
体内に蓄積されず，尿と一緒に排せつされます。

問題5　解答　2

〔解説〕　1　ミネラル（無機質）は人の体内で**合成できないため，食品から
摂取する必要があります。**
　　　　3　日本人が摂取不足になりがちなのは，**鉄**と**カルシウム**です。
　　　　4　**亜鉛**が不足すると，**味覚異常**が起こったりします。イライラし
たり，骨がもろくなったりするのはカルシウム不足が原因です。
　　　　5　過剰摂取されがちなのは，ナトリウムやリンです。

問題6　解答　3

〔解説〕　1　刺激のある食品を控え，**消化の良い食品**を選びます。
　　　　2　**食物繊維**は多く摂るようにします。
　　　　4　**カルシウム**やカリウムは，積極的に摂るようにします。
　　　　5　貧血の場合は，適度にエネルギーを摂る必要があります。

問題7　解答　4

〔解説〕　4　食品に含まれる栄養素が燃焼するときに発生する1g当たりの
エネルギー量は，**糖質4kcal，脂質9kcal，たんぱく質4kcal**と
なります。糖質は消化・吸収が早く燃焼しやすく，脂質は胃の中
に停滞する時間が長く，腹持ちがよいという特徴があります。ま
た，糖質は，1日に摂取する総エネルギーの約6割を占めます。

問題8　解答　3

〔解説〕　1　**肥満**とは体内に脂肪が**過剰**に増加した**状態**をいい，体重が標準
の範囲内かどうかだけでは判断できません。
　　　　2　**隠れ肥満**とは，見た目には太っているように見えないにもかか

わらず，**体脂肪率の高い状態**をいいます。

4　まず，**消費エネルギー**を増やし，摂取エネルギーが過剰な場合には**適切な量**にすることが大切です。

5　筋肉量が増えると基礎代謝量が上昇するため，**消費エネルギー量が増えます**。

問題9　解答　1

〔解説〕　1　ウォーキングやマラソンといった**有酸素性運動**で主に消費するエネルギーは「**脂質**」です。筋肉内に生じた乳酸を酸素によって分解しながら運動します。これに対して，筋力トレーニングなどの**無酸素性運動**で主に消費するエネルギーは「**糖質**」です。筋肉は，乳酸が多量に蓄積されると収縮できなくなるため，無酸素性運動の継続時間は2～3分が限度です。

問題10　解答　3

〔解説〕　1　熊本県（九州）

2　長崎県（九州）

3　高知県（四国）

4　福岡県（九州）

5　鹿児島県（九州）

問題11　解答　4

〔解説〕　1　「**山水の法則**」とは，器の**奥側**を**高く**，**手前側**を**低く**盛り付けることによって，山と谷をつくり，**立体感**を演出する盛り付け方をいいます。**あしらい**（料理を引き立てる添え物）は，器の手前に添えます。

2　**鉢**に盛り付けるときは，鉢の深さとのバランスをとりながら，**丸く盛り上がった山をつくる**ようにすると，品よく見えます。

3　里芋など丸みのあるものを椀に盛り付けるときは，四角錐ではなく，**円錐形**になるように，下から積み上げていきます。

5　魚を皿に盛り付けるときは，魚の**腹**を**手前**にして，**頭が左側**を向くように盛り付けます。これを「**頭左**」といいます。

問題12　解答　2

〔解説〕　2　お七夜とは，**生後7日目を祝う行事**であり，このとき子どもの命名をする習わしがあります。**子どものために初めて料理をつくって食べさせる行事**は，**お食い初め**です。お食い初めの時期は，生後100日目とされますが，120日目とする地方などもあります。料理はまだ実際には食べられないので，食べるまねごとだけをさせます。

問題13　解答　5

〔解説〕　年齢（数え年）の**若い順**に並べると次の通りです。①**還暦**は61歳で，「60年かけて生まれた年の干支に還る」から。②**古希**は70歳で，唐の詩人・杜甫の「人生七十古来稀」から。③**喜寿**は77歳で，「喜」の草書体「㐂」が七十七に見えるから。④**傘寿**は80歳で，「傘」の略字が八十と読めるから。⑤**米寿**は88歳で，「米」という文字を分解すると八十八になるから。⑥**卒寿**は90歳で，「卒」の略字の「卆」が，九十と読めるから。⑦**白寿**は99歳で，百の文字から一を取ると「白」になるから。

問題14　解答　4

〔解説〕　4　**時知らず**とは，栽培や保存技術の発達によって旬を感じさせない食材のことをいいます。一方，季節の食材が出始めるころは**旬の走り**といいます。値段は高めですが，季節の訪れを感じさせます。

問題15　解答　1

〔解説〕　2　**迷い箸**は，どれを食べようかと迷いながら箸をうろつかせること。

　　3　**かき箸**は，器の縁に口をつけて料理やご飯を箸で口の中にかき込むこと。

　　4　**寄せ箸**は，箸を使って，器を自分のほうに引き寄せること。

　　5　**探り箸**は，器の中の料理を箸でかき混ぜて中身を探ること。

問題16　解答　2

〔解説〕　2　酒やみりんを煮立たせて**アルコール分を蒸発**させること，または**煮汁がなくなるまで煮詰める**ことを「**煮切り**」といいます。これに対し，「**煮上げ**」とは，鍋に**落とし蓋**をして，**煮汁がしみ込んで少量になるまで甘辛く煮る**ことをいいます。

問題17　解答　2

〔解説〕　2　**ゆでる目的**には，消毒や殺菌の効果のほかに，①あくや悪臭を取り除く，②酸化酵素の働きを抑える，③食品の組織をやわらかくする，④たんぱく質を凝固させることでうまみの流出を防ぐなどがあります。また，選択肢5の「**せいろう**」は蒸し器の一種で，せいろ，こしきともいいます。

問題18　解答　1

〔解説〕　1　**食品の加工**には，**物理的加工**（粉砕，洗浄，混合，分離，乾燥，成形など），**生物的加工**（微生物や酵素の働きによる加工）のほかに，**化学的加工**（原料に化学変化を起こさせることによる加工）という種類があります。

問題19　解答　4

〔解説〕　1　異なる種類を混ぜ合わせたものは**異種混合**といい，**加工食品**として扱われます。キャベツのみのカットサラダならば生鮮食品ですが，にんじんと混ぜているため，加工食品に区分されます。

2　牛肉と豚肉の異種混合なので，**加工食品**に区分されます。

3　アジのたたきは，**火を使わず**，包丁の峰でたたくだけなので**生鮮食品**です。これに対し，カツオのたたきは，**火を使用**してカツオの表面をあぶるので，**加工食品**に区分されます。

5　マグロの赤身と中トロを混合したものは，マグロの**同種混合**であり，**生鮮食品**に区分されます。ただし，これに味付け処理がされていれば，**加工食品**として扱われます。

第1回 解答・解説

問題20　解答　5

〔解説〕　1　**栄養成分表示**（栄養成分の量および熱量）も，加工食品の表示項目のひとつとして表示が義務付けられています。

2　2017（平成29）年の法改正により，現在では**すべての加工食品（輸入品を除く）**に**原料原産地名**の表示が義務付けられています。なお，**個別5品目**（農産物漬物，ウナギ加工品，鰹節，野菜冷凍食品，おにぎり）および生鮮食品に近い**22の食品群**には，原料原産地表示の規定が設けられています。

3　加工食品の表示は，**容器包装に入れられたものが対象とされる**ため，容器包装なしで直接販売されるもの（コンビニの肉まん，レストランの料理など）は対象外ですが，容器包装に入れられたものであっても，**店内で製造加工したものを，①直接販売したり**（バックヤードで製造した総菜など），②**配達（出前）で販売する**もの（ピザの宅配など）については，対象外とされています。

4　**電話番号**については，表示が義務付けられている一部の食品を除き，それ以外のものには表示は義務付けられていません。

問題21　解答　3

〔解説〕　1　定められた方法で保存し，かつ容器包装が開かれていない場合にも品質が劣化しやすく，おおむね5日以内に食べたほうがよい（**日もちしない**）食品には**消費期限**を表示します。これに対し，品質が急激には劣化しない，おおむね6日以上保存できる（**日もちする**）食品には**賞味期限**を表示します。

2　**賞味期限は，おいしさを保てる期限**であり，この期限を過ぎたからといってすぐに食べられなくなるわけではありません。速やかに廃棄するのは適切ではありません。

4　「品質保持期限」は，消費期限ではなく，**賞味期限と同じ意味**であったので，賞味期限に統一されました。

5　**消費期限**は「**年・月・日**」を表示する必要があります。一方，**賞味期限**は，製造・加工から**3か月以内**のものは「**年・月・日**」ですが，**3か月超〜数年**のものは「**年・月**」で表示してもよいとされています。

問題22　解答　5

〔解説〕　**5**　複数の原産地で同じ種類の農産物を混合している場合は，製品に占める**重量の割合が高いものから順にすべての原産地を表示**する必要があります。「その他」という表示は認められません。

問題23　解答　3

〔解説〕　**3**　**貝類**の場合，「**砂抜き**」をした場所ではなく，その貝を漁獲した場所が原産地となります。このため，輸入した貝の「砂抜き」を日本国内で行った場合も，**原産国名**を原産地として表示します。

問題24　解答　2

〔解説〕　**2**　**国産品**の場合は，主たる飼養地（複数の飼養地で飼養した場合に，飼養期間が最も長い飼養地）が属する**都道府県名**，**市町村名**その他**一般に知られている地名**（松阪，近江など）を，**原産地**として表示することができます。これに対して，**輸入品**の場合は，必ず**原産国名**を表示しなければならず，「カリフォルニア産」などの表示を原産地の表示とすることはできません。

問題25　解答　1

〔解説〕　**アレルギー表示**（アレルゲンを含む食品に関する表示）が義務付けられている原材料を「**特定原材料**」といい，現在，次の**8品目**が指定されています（50音順）。
えび，かに，くるみ，小麦，そば，卵，乳，落花生（ピーナッツ）

問題26　解答　4

〔解説〕　**4**　図Cは，従来の「特定JASマーク」です。「**特色JASマーク**」は，「信頼の日本品質」を一目でイメージできるよう，日本を象徴する「富士山」と，日の丸を連想させる「太陽」を組み合わせたデザインになっています（右図）。

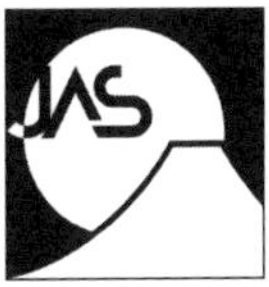

問題27　解答　4

〔解説〕　1　栄養障害は食中毒には含まれません。

　　　　2　食中毒によって死に至るケースもあります。

　　　　3　食中毒の原因は，**細菌性，ウイルス性，自然毒，化学性**などに分類されます。

　　　　5　**腐敗とは異なり**，微生物が増殖したり毒素を出したりしても見た目や臭い，味などは変わらないので，食中毒の発生を**外見や臭いなどから判断するのは困難**です。

問題28　解答　3

〔解説〕　3　細菌のおもな栄養素は，**たんぱく質，糖質，ビタミン，ミネラル（無機質）**などです。細菌は，**湿度（水分）が多い**方が増殖しやすく，食品に含まれる水分が，増殖に適した水分量以下では増殖できません。また，ほとんどの細菌が最も増殖しやすい温度は**30〜40℃**くらいです。このため，毎年6〜10月を中心に細菌性食中毒の発生件数が多くなります。

問題29　解答　2

〔解説〕　2　ノロウイルスが原因の食中毒は，かきなどの**二枚貝**によるものが多く，さらに感染者の便や吐物に触れた際の二次感染があります。また，細菌性の食中毒とは異なり，冬場に多く発生します。1は**腸管出血性大腸菌**，3は**セレウス菌**，4は**サルモネラ属菌**，5は**黄色ブドウ球菌**の説明です。

問題30　解答　5

〔解説〕　1　黄色ブドウ球菌の毒素であるエンテロトキシンは，加熱しても無毒化しません。また，鼻粘膜や**化膿した傷**のなかに多く存在するため，化膿した傷のある場合は調理を行わないことが予防となります。

　　　　2　サルモネラ属菌は，低温では増殖しにくく**冷蔵・冷凍保存**が予防には効果的です。また，熱にも弱く75℃以上で1分以上**加熱**すると死滅します。

　　3　腸管出血性大腸菌は，熱に弱く，75℃以上で1分以上加熱する
　　と死滅します。
　　4　カンピロバクターは，とくに鶏肉から多く感染します。4℃以
　　下の低温でも生存する特徴をもち，十分な加熱調理が予防に効果
　　があります。

問題31　解答　2

〔解説〕　2　一度解凍した食品を再冷凍すると，食品の細胞内にある水分が
　　大きな氷の結晶となって食品の細胞を破壊し，**ドリップ**が流れ出
　　たり食感が悪くなったりします。再冷凍しなくてすむように，あ
　　らかじめ使う分ずつ小分けして冷凍し，解凍した分は使い切るよ
　　うにしましょう。

問題32　解答　3

〔解説〕「**滅菌**」は高圧殺菌，高圧蒸気殺菌などの方法を用います。
　　1　「**洗浄**」。石鹸などを使って，汚れや有害物質を取り除きます。
　　2　「**除菌**」。洗浄，ろ過，沈殿などによって，物理的に除去します。
　　4　「**消毒**」。アルコール消毒，日光消毒，煮沸消毒などがあります。
　　5　「**静菌**」。冷蔵，冷凍などによって微生物の増殖を抑えます。

問題33　解答　4

〔解説〕　4　残留してはならない農薬にだけ基準値を定めてリスト化すると
　　いうのは従来の制度（ネガティブリスト制度）です。この制度で
　　は基準値の定められていない農薬が食品から見つかっても，その
　　食品の流通を規制することはできませんでした。そこで，**ポジ
　　ティブリスト制度**では，**農薬の使用・残留を認めるものには残留基
　　準**を設定し，それ以外のものには一律基準（0.01ppm）を適用し
　　ます。この基準値を超えて食品中に残留する場合，その食品の販
　　売等を原則禁止しています。

問題34　解答　3

〔解説〕　3　食品の**製造上欠かせない**，**作業効率を高める**ことを目的とする

もの（豆腐用凝固剤，灌水（かんすい），粘着防止剤など）も，食品添加物に含まれます。

問題35　解答　4

〔解説〕　4　**リベート**とは，メーカーが，自社商品の売上高に応じて，卸売業者や小売業者などに正当な販売差益以外に支払う謝礼金のことをいいます。これに対し，小売業者がイベント料や宣伝費などを卸売業者やメーカーに要求するのは，**販売協力金**です。

問題36　解答　4

〔解説〕　1　商品を一般消費者に販売する業者であれば，デパートやスーパーといった大規模店であっても**小売業者**です。

　2　選択肢は商流機能ではなく，**物流機能**です。

　3　選択肢は金融機能ではなく，**商流機能**です。金融機能とは商品代金を回収したり立て替えたりする機能です。

　5　**死に筋**とは，販売計画よりも極端に売れず，今後は販売を中止にすると判断された商品のことをいいます。消費期限などとは関係ありません。

問題37　解答　5

〔解説〕　5　「**クイックレスポンス**」とは，製造から販売までの期間の短縮や在庫の減少など，さまざまなロスをなくすことによって**削減されたコスト**を，販売価格の値下げなどによって**消費者に還元**していくことをいいます。メーカーの利益を増大させることが直接の目的ではありません。

問題38　解答　3

〔解説〕　1　**スローフード**は，簡便さが第一であるファストフードに対してつけられた言葉です。伝統的な食文化を守り，次世代に伝えていこうとする運動を，**スローフード運動**といい，1980年代半ばにイタリアで始まりました。

　2　ホームミールリプレースメント（HMR）は，**家庭でつくる食**

事に代わるもののことです。HMRには，①そのまま食せる総菜，②加熱するだけなどの簡単に調理できる食品，③鍋物セットなどの材料がセットされた食品などがあります。

4　マーチャンダイジングは，商品化計画のことです。

5　フードファディズムは，「これを食べると○○にいい」「これを食べると××に悪い」というように，食物や栄養が健康または病気に与える影響を過大に信じてしまうことをいいます。

問題39　解答　4

〔解説〕　1　パワーセンターは，複数のカテゴリーキラーやアウトレットストアなどを同一敷地内に集めたショッピングセンターのことです。

2　生活協同組合は，消費者が出資金を払って組合員となり，共同購入に参加したり店舗で商品を購入したりできる事業体のことです。

3　ホームセンターは，日曜大工用品などを中心に生活関連雑貨を取りそろえた小売業のことです。

5　ドラッグストアは，医薬品や化粧品のほか，日用雑貨などを低価格で提供する小売業のことです。

問題40　解答　1

〔解説〕　2　飛び出し陳列です。飛び出し陳列とは，陳列棚の前面のガードレールに小箱などを引っ掛けて小型商品を入れたり，棚板を前にせり出させて商品を飾る陳列方法をいいます。

3　バーチカル陳列です。

4　ホリゾンタル陳列です。

5　アイランド陳列（島陳列）です。アイランド陳列は，十分な広さを確保できる通路に，特売品や季節商品などのとくにアピールしたい商品を陳列する方法です。

問題41　解答　4

〔解説〕　4　コンビニエンスストアでは，一般に多頻度小口配送が導入されています。これは，1回で配送する商品を少なくする代わりに配送の回数を多くする物流方式です。コンビニは在庫スペースが狭

く，総菜や弁当など鮮度を大切にする商品を多く扱っているからです。

問題42 解答 1

〔解説〕 1 **POSシステム**（販売時点情報管理システム）とは，商品が販売された時点で情報を記録し，その集計結果を**在庫管理**や**マーチャンダイジング**に活用するシステムです。商品の自動発注はしません。

問題43 解答 1

〔解説〕 2 使用済みの製品を原型のまま再使用するのは「**リユース**」です。

3 必要以上の消費や生産を抑制するのは「**リデュース**」です。

4 廃棄物を別の製品の原材料とするなど，資源として再生利用するのは「**リサイクル**」です。

5 農産廃棄物を利用して堆肥を作るのは「**コンポスト**」です。これに対し，「**デポジット**」とは，あらかじめ商品の価格に容器代を上乗せしておき，消費者が容器を返却したときに容器代（預り金）を返却するしくみがあり，この預り金のことをいいます。

問題44 解答 5

〔解説〕 1 **容器包装リサイクル法**（以下「容リ法」）において「**容器包装**」とは，**商品の容器または包装**（容器・包装自体が有償である場合を含む）であって，その商品が消費されたり，商品と分離された場合に不要になるものをいうと定義されています。したがって，封筒の中身の手紙などは**商品ではないため**，それを入れた封筒は容リ法の対象となる容器包装にそもそも該当しません。

2 クリーニング店が洗濯物を入れたビニールカバーは，**サービスとして提供された**ものなので，容リ法の対象となる容器包装には該当しないとされています。

3 **段ボール**，**紙パック**は，容リ法の対象となる容器包装には該当しますが，従来からリサイクルが進んでいるという理由により，

再商品化義務の対象から除外されています。

4　アルミ缶，スチール缶も，容リ法の対象となる容器包装に該当しますが，3と同様の理由で，**再商品化義務の対象から除外**されています。

問題45　解答　2

〔解説〕　2　**マネーストックとは，経済全体に供給されている通貨の総量の**ことであり，具体的には，一般企業，地方公共団体，個人などの経済主体（国，金融機関を除く）が保有する通貨の合計です。

問題46　解答　1

〔解説〕　1　国内取引において**消費税の納税義務者は事業者**と定められています。したがって，販売者が納税義務者であり，消費者が税負担者ということになります。

問題47　解答　4

〔解説〕　1　選択肢の記述は**円高**です。

2　円高になると海外旅行者にとっては有利です。

3　円安の場合，輸入代金は上がります。

5　円高や円安の急激な進行を緩和するため，政府が**為替相場**に介入することがあります。

問題48　解答　4

〔解説〕　4　**個体識別番号**を装着するのは，実際に日本で生まれた牛だけでなく，「**国産牛（P.113）**」とされる牛も含め，**国内で飼養される，原則としてすべての牛**（輸入牛を含む）とされています。なお，例外として対象外となるのは，次の①と②の牛です。

①出生直後に死亡した牛
②輸入された牛のうち，家畜伝染病予防法に規定する家畜防疫官が指定する方法・経路に従って輸送され，屠畜場で屠殺される牛

問題49　解答　4

〔解説〕　4　日本では，すべての食品等事業者に対し，一般衛生管理に加え，HACCPに沿った衛生管理の実施が制度化されています。

問題50　解答　5

〔解説〕　1　SF商法（催眠商法）のことです。

　　　　2　内職商法のことです。

　　　　3　ネガティブオプションのことです。

　　　　4　アポイントメントセールスのことです。

　　　　ネガティブオプションは，承諾の意思表示をしない限り契約は成立しません。送りつけられた商品は直ちに処分することができます。ネガティブオプション以外の4つはすべてクーリング・オフによって契約を解除できます。クーリング・オフ期間は，内職商法が20日間で，SF商法（催眠商法），アポイントメントセールス，かたり商法はどれも訪問販売に当たるので8日間です。

予想模擬試験〈第2回〉解答一覧

1章 ウエルネス上手になろう		2章 もてなし上手になろう		3章 買い物上手になろう	
問題1	3	問題10	2	問題18	3
問題2	2	問題11	5	問題19	2
問題3	5	問題12	1	問題20	4
問題4	1	問題13	3	問題21	3
問題5	5	問題14	3	問題22	4
問題6	5	問題15	2	問題23	3
問題7	4	問題16	4	問題24	1
問題8	1	問題17	2	問題25	4
問題9	3			問題26	5

4章 段取り上手になろう		5章 生き方上手になろう		6章 やりくり上手になろう	
問題27	3	問題35	2	問題43	4
問題28	1	問題36	5	問題44	3
問題29	3	問題37	2	問題45	1
問題30	5	問題38	3	問題46	3
問題31	4	問題39	4	問題47	2
問題32	4	問題40	5	問題48	1
問題33	2	問題41	4	問題49	4
問題34	4	問題42	3	問題50	5

1章	2章	3章	4章	5章	6章	合計
／9	／8	／9	／8	／8	／8	／50

問題1　解答　3

〔解説〕　3　世界保健機関（WHO）の憲章では，健康を「完全な**肉体的，精神的**および**社会的福祉**の状態であり，単に病気または病弱の存在しないことではない。」と定義しています。肉体的な健康だけでなく，精神的にも社会的にも良好な状態こそ，ほんとうの健康であるということです。経済的に良好な状態かどうかは，この定義には含まれていません。

問題2　解答　2

〔解説〕　1　口腔で分泌される**唾液**に含まれる消化酵素は，**アミラーゼ**といい，糖質を分解します。これに対し，**ペプシンは胃液**に含まれる消化酵素であり，たんぱく質を分解します。

3　**胃液**は強い酸性で，ウイルスや細菌の増殖を抑えたり，**殺菌**する働きをします。**トリプシン**は，たんぱく質を分解しますが，胃液ではなく，**十二指腸**で分泌される**膵液**に含まれる消化酵素です。

4　栄養素の大部分が**小腸**で吸収されますが，**アルコール**については，約20％程度が胃で吸収されます。また，約80％の**水分**は**大腸**で吸収されます。

5　**大腸**では，食物の老廃物から水分を吸収して固形にし，これを便として排せつしますが，排せつされるのは**食後24〜72時間**（1〜3日）程度が通常です。

問題3　解答　5

〔解説〕　5　**エネルギー源**として最も即効性があるのは，脂質やたんぱく質と比べて消化吸収の速い**糖質**です。また，たんぱく質は1g当たり**4kcal**のエネルギーを生み出しますが，脂質は，9kcalのエネルギーをつくり出すことができます。

問題4　解答　1

〔解説〕　2　ビタミンDはカルシウムの吸収を促進し，骨や歯を健康に保つ
作用をします。

3　ビタミンKは血液を凝固させます。

4　ビタミンCはコラーゲンなどの合成に不可欠なビタミンです。

5　ビタミンB₂は皮膚や粘膜を健康に保つ作用をします。

問題5　解答　5

〔解説〕　5　**第6の栄養素**とよばれているのは**食物繊維**です。食物繊維は消
化吸収されないのでエネルギー源や体の構成成分にはなりません
が，腸の働きを高めて便秘を解消したり，満腹感を与えてエネル
ギーの過剰摂取を防止したりするなど，重要な働きをしています。

問題6　解答　5

〔解説〕　5　**カリウム**の特性は，**血圧を正常に保つ**，腎臓の老廃物の排せつ
を促す，筋肉の動きをよくするといったことであり，欠乏症とし
て，**血圧上昇**，不整脈，**夏バテ**しやすくなるといったことが挙げ
られます。これに対し，設問に挙げられているのは**リン**の特性と
欠乏症です。

問題7　解答　4

〔解説〕　4　虚血性心疾患とは，狭心症，心筋梗塞などの総称です。これら
の疾患の原因となる**動脈硬化の進行を防ぐ**ため，抗酸化作用のあ
る**ビタミンA・E・C**や脂質の少ない**良質なたんぱく質**の摂取が
望ましいとされています。

問題8　解答　1

〔解説〕　2　同じ体重なら，**女性**は男性より**基礎代謝が低い**とされていま
す。また，体重が同じならば筋肉量の多いほうが高くなります。

3　冬（寒いとき）のほうが夏（暑いとき）より高くなります。

4　同じ活動を行った場合，**体重の重い人**ほどエネルギーを消費し
ます。このため，1日の総エネルギー消費量も多くなります。

5　**基礎代謝量**と**安静時代謝量**の順に大きくなります。

問題9　解答　3

〔解説〕　3　神経障害，網膜症，腎症の3つは，**糖尿病**の3大合併症です。これに対して，**高血圧症**の場合は，**脳卒中**（脳出血，脳梗塞），**心筋梗塞**，心肥大，心不全，腎不全などが合併症として挙げられます。

問題10　解答　2

〔解説〕　1　**会席料理**のことです。会席料理と区別して懐石料理を**茶懐石**とよぶこともあります。

　　　　　3　**精進料理**のことです。現在では仏事の際によく出されます。

　　　　　4　武家社会で確立された**本膳料理**は，現在も婚礼料理などの儀式料理として残っており，正式な場での**儀礼の食**となっています。

　　　　　5　**卓袱料理**のことです。「卓袱」とはもともと中国風のテーブルを覆う布を意味する言葉です。

問題11　解答　5

〔解説〕　5　地域で生産されたものをその地域で消費することを**地産地消**（または**域内消費**，**地域自給**）といいます。地産地消の発想は**身土不二**の考え方と結びつくだけでなく，新鮮な食材を得られることや，生産・流通のコストを削減できるといったメリットがあります。これに対して，**自給自足**とは，生活に必要な物資を自ら生産してまかない，それだけで生活が満たされることをいいます。

問題12　解答　1

〔解説〕　2　3月3日の**桃の節句**は**上巳**といいます。

　　　　　3　**端午の節句**は，ちまきやかしわ餅を食べます。ぼた餅は，春のお彼岸に食べるものです。

　　　　　4　**七夕**には，そうめんを食べます。

　　　　　5　9月9日は**重陽**といいます。この日に菊ずしや手巻きずしを食べます。

問題13　解答　3

〔解説〕　1　おいしさの感覚には，**味覚**，**嗅覚**（臭い），**視覚**（見た目）や**過去の食体験**のほか，**聴覚**（肉がジュージュー焼ける音など），触覚（噛み応え，歯ざわりなど）も関係しています。

2　一般に基本味（**五味**）とされているのは，**甘味**，**酸味**，**塩味**，**苦味**，うま味の5つです。

4　味が異なる2種類の物質を同時に与えられたとき，**一方の味が強められる**現象を**対比効果**といいます（スイカに塩をかけるとスイカの甘みが増すなど）。これに対し，**相乗効果**とは，2種類の物質を混ぜ合わせることにより，**全体のうま味が強められる**現象をいいます（昆布と鰹節を合わせることで出汁のうま味が増すなど）。

5　味が異なる2種類の物質を同時に与えられたとき，一方の味が弱められる現象は**抑制効果**といいます（コーヒーに砂糖を加えると，コーヒーの苦みが抑えられるなど）。

問題14　解答　3

〔解説〕　3　**おとそ**（屠蘇）とは，1年の邪気を払い，延命長寿を願って**正月に飲む酒**のことをいいます。これに対し，**月見**の供え物の種類はさまざまで神酒，**月見だんご**，**栗**などを供えます。

問題15　解答　2

〔解説〕　2　食材がその土地特有のものでなくても**調理方法が土地特有**であるもの，逆に調理方法は一般的なものであっても**食材が土地特有**のものであれば郷土料理に分類されます。たとえば，長崎の**卓袱料理**などは中国から伝来したものですが，長崎の地で受け継がれ，今では代表的な**郷土料理**として知られています。

問題16　解答　4

〔解説〕　1　食卓の席次は，一般的に入口から**遠いほうが上座**になるので主賓の席，入口に**近いほうが下座**になるので主人の席となります（夜景が見える場合などは，いちばんきれいに見える位置を上座

第2回

解答・解説

267

とする場合もあります）。

2　着席に際は，いすの**左側**からすわるのが基本です（テーブルの位置やスペースの関係で左側が無理な場合には，右側からの着席も許されます）。

3　ナプキンは**膝の上に置く**のが原則ですが，和服の場合は胸元にかけることもマナー違反ではないとされています。

5　落としたナイフなどは自分で拾わず，**係りの人に合図して**新しいものと交換してもらいます。

問題17　解答　2

〔**解説**〕　2　いかは一杯と数えます。一腹と数えるのは，たらこなどです。

問題18　解答　3

〔**解説**〕　3　2種類以上の原材料からなる**複合原材料**を使用する場合は，その複合原材料名のあとのカッコ内に**複合原材料中の原材料名を重量の割合が高いもの**から順に表示するのが原則です。ただし，複合原材料の原材料が3種類以上ある場合に，その重量の割合が**3番目以下**であって，かつ，その割合が**5％未満**である原材料については，「その他」と表示することができます。

問題19　解答　2

〔**解説**〕　2　「消費期限または賞味期限」の表示を省略できるのは，**砂糖，食塩，アイスクリーム類，チューインガム**など，食品表示基準で定められている数種類の食品に限られます。なお，それらのほとんどは，「保存方法」の表示を省略できる食品と重なります。容器包装の表示可能面積が30㎠以下であることを理由として，「消費期限または賞味期限」や「保存方法」の表示を省略することはできません。

問題20　解答　4

〔**解説**〕　1　サンドイッチ，おにぎり，弁当のような，品質が急激に劣化しやすい（日もちしない）食品には，**消費期限**を表示します。

2　日もちしない食品には**消費期限**の表示が義務付けられています
が，**製造年月日や加工年月日の表示は任意**です。

3　いわゆる「**3分の1ルール**」と呼ばれるものですが，流通業界
における**商慣習**にすぎず，法律上義務付けられてはいません。

5　期限の設定は，**製造業者等**が自らの責任のもとに行っていま
す。国などの公的機関が設定しているわけではありません。

問題21　解答　3

〔解説〕　1　**国産品**の場合，原産地の表示は**都道府県名**が原則で，**市町村名**
その他**一般に知られている**地名をこれに代えることはできます
が，原産地として「国産」「国内品」などと表示することは認め
られていません。

2　**輸入品**の場合，原産地の表示は**原産国名**が原則ですが，**一般に
知られている**地名をこれに代えることができるとされており，そ
の場合，原産国名を併記する必要はありません。

4　有機JAS規格を満たす**有機農産物**には「**有機JASマーク**」
が付されます。これが付されてない農産物や農産物加工食品には
「有機○○」などの表示をすることができません。

5　農薬・化学肥料を50％以上減らした**特別栽培農産物**について
は，「**特別栽培農産物**」の表示のみが認められ，それ以外の表示
は一切禁止されています。

問題22　解答　4

〔解説〕　1　国産品のブリについて，原産地として**水域名**（富山湾）を表示
しているので，適切です。

2　国産品の養殖カキについて，「**養殖**」と表示し，原産地として
主たる養殖場が属する都道府県名（宮城県）を表示しているの
で，適切です。

3　国産品のサンマについて，原産地として**水域名**（三陸北部沖）
と**水揚げ港の名称**（大船渡港）を併記して表示しているので，適
切です。

4　日本船が漁獲したミナミマグロは国産品であり，原産地として

水域名（インド洋）を表示しているのは適切です。しかし，冷凍した水産物を解凍したものには「**解凍**」と表示しなければならず，「冷凍」という表示は不適切です。

5　外国船が漁獲したタラバガニを輸入したものは**輸入品**であり，原産地として**原産国名**（ロシア）を表示しているので適切です。

問題23　解答　3

〔解説〕　3　「**和牛**」とは，黒毛和種・褐毛和種・無角和種・日本短角種の4品種とそれらの交雑種で，国内で出生し，国内で飼養されたものを指すブランド名であり，必ずしも「国産」と同じ意味ではないため，原産地の表示としては認められません。

問題24　解答　1

〔解説〕　1　動物性食品と植物性食品に分けるのは，食品の**性質による分類**です。**生産形態による分類**の場合は，**生鮮食品**（農産物，水産物，畜産物）と**加工食品**の2つに分かれます。

問題25　解答　4

〔解説〕　4　遺伝子組換えでない農産物を原材料とする加工食品に「**遺伝子組換えでない**」旨の表示をすることは，義務ではなく，**任意**です。ただし，任意でこの表示をする場合には，食品表示基準の遺伝子組換え食品に関する事項の規定に従う必要があります。

問題26　解答　5

〔解説〕　アレルギー表示が**推奨**される「**特定原材料に準ずるもの**」に指定されている品目は，次の**20品目**です。

> **「特定原材料に準ずるもの」** (50音順)
> ●アーモンド　●あわび　●いか　●いくら　●オレンジ
> ●カシューナッツ　●キウイフルーツ　●牛肉　●ごま
> ●さけ　●さば　●大豆　●鶏肉　●バナナ　●豚肉
> ●まつたけ　●もも　●やまいも　●りんご　●ゼラチン

問題27 解答　3

〔解説〕　1　発生件数が最も多いのは**細菌性食中毒**です。

2　食中毒にかかっても医師の診察を受けない人がいるため，実際の患者数などの把握は難しいといわれます。

4　**毒きのこ**によるものは秋，**ふぐ毒**を原因とするものは冬に集中します。

5　ノロウイルスによる食中毒は，**冬場**を中心に非常に多く発生します。

問題28 解答　1

〔解説〕　2　**腸炎ビブリオ**による食中毒の特徴です。

3　**ウエルシュ菌**による食中毒の特徴です。

4　**腸管出血性大腸菌**による食中毒の特徴です。

5　**サルモネラ属菌**による食中毒の特徴です。

問題29 解答　3

〔解説〕　1　**ボツリヌス菌**は，芽胞をもち土壌などに広く存在し，酸素のないところで増殖します。芽胞は熱に強く，毒素は比較的熱に弱いという特徴があります。

2　**病原性大腸菌**は，普通の大腸菌のなかで病原性をもつものをいいます。腸管出血性大腸菌のO157が代表的です。

4　**セレウス菌**は，熱に強い芽胞をもちますが，毒素は熱に弱いため，食べる直前の加熱調理が食中毒の予防になります。

5　**サルモネラ属菌**は，熱に弱く，低温で増殖しにくいという特徴があります。

問題30 解答　5

〔解説〕　5　**細菌性食中毒の予防の3原則**とは，「清潔」，「迅速」，「加熱」の3つをいいます。

・「清潔」…細菌をつけないこと（選択肢2の記述）

・「迅速」…細菌を増やさないこと。食品を室温で長時間放置しないよう，手早く調理して速やかに食べるようにします。

・「加熱」…細菌を殺すこと（選択肢4の記述）

第2回

解答・解説

問題31　解答　4

〔解説〕　1　**低温法**は，低温で保存することによって，有害微生物の活動を抑制または停止させる方法です。**冷凍食品，チルド食品**など

　　　　　　なお，**レトルト食品**は，高圧釜（レトルト）により120℃・4分以上の高温・高圧で殺菌されたパウチ（袋）または成形容器（トレーなど）に詰められた食品であり，常温で保存します。

　　　　2　**乾燥法**は，微生物の活動に必要な水分を除去することによって微生物の活動を抑える方法です。（**するめ，干物**など）

　　　　3　**燻煙法**は，防腐作用のある煙の成分を食品にしみ込ませることによって微生物の活動を抑える方法です。（**サラミ，ベーコン**など）

　　　　5　**塩蔵法**は，塩分を利用することによって，微生物の腐敗細菌の発育を抑える方法です。（**新巻鮭，塩辛**など）

問題32　解答　4

〔解説〕　1　冷凍室の室温は**－15℃以下**に保つようにします。

　　　　2　冷気の循環が十分に行われなくなるので，冷蔵室には食品を詰めすぎないようにします。

　　　　3　常温で保存できる**缶詰**や**レトルト食品**を冷蔵庫に入れる必要はありません。

　　　　5　泥がついていると**細菌の温床**になりやすいので，泥を落とし，新聞紙に包んだり，ビニール袋などに入れるなどして，野菜室に保管します。

問題33　解答　2

〔解説〕　2　微生物が食品の成分を分解して食用に適さなくなった場合を「腐敗」といいます。逆に，**有益**な物質に変化した場合は「**発酵**」といいます。発酵の過程で食品のうま味や風味が増す現象が「**熟成**」です。「**変質**」は，食品中の成分が時間の経過とともに変化し，色や香り，味などが失われて，食用として適さなくなる現象の総称です（腐敗，変敗，酸敗なども「変質」に含まれます）。なお，「腐敗」は主に**たんぱく質**，「変敗」は**糖質**や**脂質**が分解されるという点が異なります。

問題34　解答　4

〔解説〕　4　現在の**遺伝子組換え技術**は，**生物の種類に関係なく**，いろいろな生物から**遺伝子を取り込む**ことができ，有用遺伝子が見つかれば，短期間での新種の開発が可能です。同種または近縁の間でしか遺伝子の取り込みができないというのは，従来の交配による品種改良の場合です。

問題35　解答　2

〔解説〕　1　**委託販売制**のことです。

　　　　　3　**派遣店員制度**のことです。

　　　　　4　**オープン価格制度**のことです。

　　　　　5　**押しつけ販売**のことです。オープン価格制度以外は，**日本独特の商慣行**です。ほかにも，**建値制度**や**リベート**などがあります。

問題36　解答　5

〔解説〕　5　流通は，**情報伝達**，**物流**，**商流**，**金融**の４つの機能に大別されます。**情報伝達機能**は，商品の売れ行きや新製品など，商品に関するさまざまな情報を提供する機能のことです。**物流機能**は，輸送・保管といった商品そのものの流れのこと，**商流機能**は商品取引のこと，**金融機能**は，商品売買の代金の決済にかかわる機能のことを指します。

問題37　解答　2

〔解説〕　2　Ready to Cook とは「下ごしらえまでされている」という意味です。①料理は好きだが献立を考えたり食材を買ったりするのが面倒という人には Ready to Prepare（レシピと食材が準備されている），②調理はできるが準備する時間がない人に Ready to Cook，③調理はできないという人には Ready to Heat（温めれば食べられる），④とにかく時間がない人には Ready to Eat（そのままで食べられる）というように，それぞれのニーズに応じた提案がなされています。

第２回　解答・解説

問題38　解答　3

〔解説〕　3　便利さだけで食品を選択することはできません。**品質**はよい
か，**衛生管理**は行き届いているか，塩分やエネルギーの**過剰摂取**
にならないか，あるいは家族で食卓を囲むということがおろそか
にならないかなど，**食生活アドバイザー**®は食生活をトータルに
とらえ，健康な生活を送るための提案を行うことを忘れてはなり
ません。

問題39　解答　4

〔解説〕　1　ショッピングセンターのことです。
2　ハイパーマーケットのことです。
3　ホームセンターのことです。
5　アウトレットストアのことです。

問題40　解答　5

〔解説〕　5　一人ひとりの消費者にターゲットを合わせるマーケティングの
手法は「**ワントゥワンマーケティング**」です。顧客のさまざまな
ニーズに応えるため，個人情報や購買履歴などがデータとして活
用されます。一方，「**マスマーケティング**」は，大量生産・大量
消費時代の手法であり，不特定多数の消費者を対象として画一的
な方法によって行われます。

問題41　解答　4

〔解説〕　4　フランチャイズチェーンの加盟店が本部に対して支払う**加盟料**
は「**イニシャルフィー**」といいます。これに対し，「**ロイヤリティ**
ー」とは，加盟店が商品売上に応じて本部に支払う**経営指導料**
のことを指します。

問題42　解答　3

〔解説〕　3　ジャストインタイム物流は「必要なものを，必要なときに，必
要なだけ」供給する物流システムなので，**多頻度小口配送**に適し
ており，小売業者は在庫負担の削減につながります。また，リー

ドタイムが短縮され，いつでも新鮮な商品が入手できます。

問題43　解答　4

〔解説〕　4　**国税**のうち，直接税としては**所得税，法人税，相続税，贈与税**などが挙げられますが，**事業税**は，**都道府県税**の直接税であり，国税ではありません。

問題44　解答　3

〔解説〕　1　物価が上がり続ける現象が**インフレーション（インフレ）**で，物価が下がり続ける現象が**デフレーション（デフレ）**です。

　2　選択肢は，デフレではなく**スタグフレーション**です。

　4　デフレになると物価が低下します。したがって，デフレになると預貯金を持っている人や年金生活者は有利になります。

　5　選択肢は，ディマンドプルインフレではなく，**コストインフレ**です。

問題45　解答　1

〔解説〕　2　**食品安全基本法**は，食品の安全性の確保に関する施策を総合的に推進することを目的とした法律です。

　3　**健康増進法**は，栄養の改善など，健康増進を図るための措置を講じることによって，国民保健の向上を図ることを目的とした法律です。

　4　**日本農林規格等に関する法律**（JAS法）は，農林水産業とその関連産業の健全な発展と一般消費者の利益保護に寄与することを目的とした法律です。

　5　**食品表示法**は，食品衛生法，健康増進法，JAS法の食品表示に関する規定を統合した法律です。

問題46　解答　3

〔解説〕　3　**供給熱量ベース総合食料自給率**は，1965年度には70％を超えていましたが，近年は**40％程度**でほぼ横ばい状態が続いています。野菜や果実など低カロリーの食料については，供給熱量ベー

スよりも**生産額ベース**のほうが生産等を的確に反映することができます。生産額ベース食料自給率は，減少傾向で推移しています。

問題47 解答 2

〔解説〕 2 米トレーサビリティ法（正式名称「米穀等の取引等に係る情報の記録及び産地情報の伝達に関する法律」）は，米穀等の**生産，販売，輸入，加工，製造**または**提供**の事業を行う者を「**米穀事業者**」と定義しています。したがって，提供者（外食の事業者など）にも，取引等の記録の作成・保存および産地情報の伝達が義務付けられます。

問題48 解答 1

〔解説〕 2 使用済み製品を，原型のまま繰り返し使うのは**リユース**（再使用）です。

3 商品の寿命を延ばすことも**リデュース**（発生抑制）に含まれます。

4 生ゴミを分解して堆肥にすることは**コンポスト**といいます。**ゼロエミッション**は，あらゆる産業から排出される廃棄物を原材料などとして活用することによって廃棄物をなくそうという考え方です。

5 食品リサイクル法ではなく，**容器包装リサイクル法**です。

問題49 解答 4

〔解説〕 4 **企業**と**消費者**の間は「**B to C**（Business to Consumer）」ですが，**企業**と**企業**の間は「**B to B**（Business to Business）」と表わされます。なお「C to C（Consumer to Consumer）」は，消費者と消費者の間での電子商取引です。

問題50 解答 5

〔解説〕 5 **製造物責任法**の対象となる「製造物」とは，製造または加工された物であり，したがって，加工食品である冷凍食品や缶詰，食用油などは該当しますが，未加工の生鮮食品は含まれません。

索 引

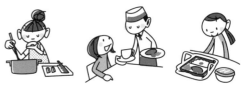

ユーキャンの食生活アドバイザー®検定
シリーズ書籍のご紹介

『公式テキスト&問題集』に対応!

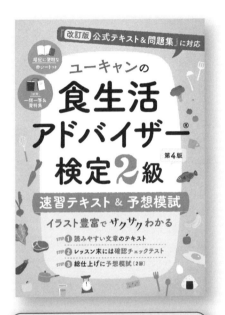

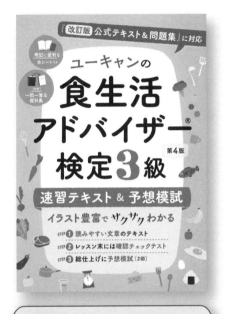

2級
速習テキスト&予想模試

第4版　定価1,870円（10%税込）
　　　　赤シートつき

3級
速習テキスト&予想模試

第4版　定価1,650円（10%税込）
　　　　赤シートつき

◎ この1冊で基礎から仕上げまでしっかりサポート! ◎

- ●やさしい文章と豊富なイラストでわかりやすく解説したテキスト
  レッスン末には復習テストができる確認テストつき
- ●総仕上げにぴったりな予想模試〈2回分〉
  本試験をシミュレーション! ポイントをおさえた解説つき
- ●試験会場でも役立つ別冊 一問一答&資料集
  取り外して持ち運び便利! スキマ時間や試験直前にも大活躍

●法改正・正誤等の情報につきましては、下記「ユーキャンの本」ウェブサイト内
「追補（法改正・正誤）」をご覧ください。
https://www.u-can.co.jp/book/information

●本書の内容についてお気づきの点は
・「ユーキャンの本」ウェブサイト内「よくあるご質問」をご参照ください。
　https://www.u-can.co.jp/book/faq
・郵送・FAXでのお問い合わせをご希望の方は、書名・発行年月日・お客様のお名前・
　ご住所・FAX番号をお書き添えの上、下記までご連絡ください。
　【郵送】〒169-8682 東京都新宿北郵便局 郵便私書箱第2005号
　　　　　ユーキャン学び出版 食生活アドバイザー®検定 資格書籍編集部
　【FAX】03-3350-7883
　◎より詳しい解説や解答方法についてのお問い合わせ、他社の書籍の記載内容等に関し
　　ては回答いたしかねます。

●お電話でのお問い合わせ・質問指導は行っておりません。

ユーキャンの 食生活アドバイザー®検定3級 速習テキスト&予想模試　第4版

2010年4月30日　初　版　第1刷発行	編　者	ユーキャン食生活アドバイザー®
2016年3月31日　第2版　第1刷発行		検定試験研究会
2019年5月25日　第3版　第1刷発行	発行者	品川泰一
2023年4月7日　第4版　第1刷発行	発行所	株式会社 ユーキャン 学び出版

発行所　株式会社 ユーキャン 学び出版
〒151-0053
東京都渋谷区代々木1-11-1
Tel 03-3378-1400

編　集　株式会社 東京コア

発売元　株式会社 自由国民社
〒171-0033
東京都豊島区高田3-10-11
Tel 03-6233-0781（営業部）

印刷・製本　望月印刷株式会社

ユーキャンの

食生活アドバイザー®
検定3級
速習テキスト & 予想模試
第4版

別冊

一問一答
&
お役立ち情報

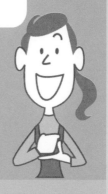

目次

Q 1 WHOは「病弱でなく，疾病も無い状態」を健康と定義している。

Q 2 血中コレステロールが上がると，動脈硬化や高血圧，心疾患の原因となる。

Q 3 摂取した食物は消化され，ほとんどの栄養素は，小腸で吸収される。

Q 4 朝食にはご飯やパンを食べるとよい。

Q 5 アトウォーター係数（食品に含まれる栄養素が燃焼するときに発生する1g当たりのエネルギー量）は，糖質より脂質の方が高い。

Q 6 ビタミンは，必要量を体内で合成できないため，サプリメントで摂取するとよい。

Q 7 食物繊維は，消化吸収されないため，摂取する必要はない。

Q 8 何もせず，ただ横になっている状態において消費されるエネルギー量を安静時代謝量という。生命維持のために最低限のエネルギーのみ消費されている。

Q 9 ダイエットでは，摂取エネルギーを減らすだけでなく，からだを動かすなど，消費エネルギーを増やすようにするとよい。

A 1 「健康とは肉体的，精神的，社会的に完全に良好な状態であって，単に疾病や病弱の存在しないことではない」とWHO憲章で定義されている。 ✕

A 2 コレステロールは血液中など体内に広く分布する脂質の一種。油脂類や動物性食品の摂取量増加，エネルギーの過剰摂取などにより増える。 ◯

A 3 食物は体内で消化吸収され，24 ～ 72時間程度で排便される。 ◯

A 4 朝食で，ご飯やパンに含まれる炭水化物のうちの糖質を摂ることで，脳にエネルギーが補給され，からだ全体が活性化する。 ◯

A 5 アトウォーター係数は，糖質は4 kcal，脂質は9 kcalである。 ◯

A 6 サプリメントは手軽に摂取できるが，過剰摂取となりやすい面もあることを考え，必要な栄養素は，できるだけ食物から摂取した方がよい。 ✕

A 7 食物繊維には，腸の働きを高めて排便を助ける，満腹感を与え，エネルギーの過剰摂取を防止するなどの効果があるといわれている。 ✕

A 8 生命維持のための最低限のエネルギー消費は，基礎代謝である。安静時代謝量は，座った姿勢を保持するためのエネルギー量を基礎代謝量に加えたものである。 ✕

A 9 筋肉をつけることで基礎代謝量が増え，エネルギーを消費しやすく太りにくい身体になする。 ◯

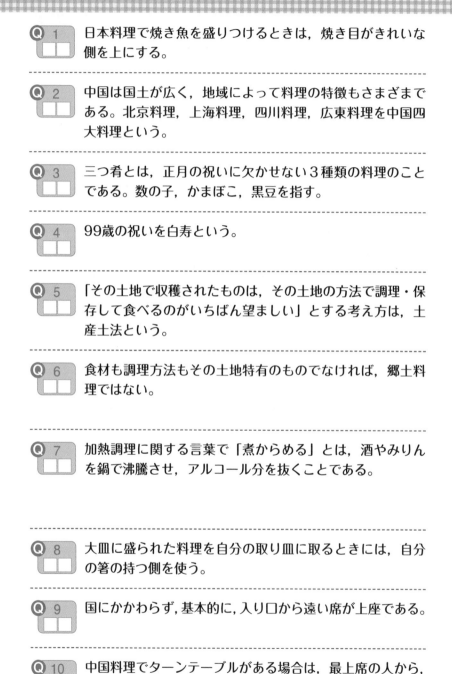

Q1 日本料理で焼き魚を盛りつけるときは，焼き目がきれいな側を上にする。

Q2 中国は国土が広く，地域によって料理の特徴もさまざまである。北京料理，上海料理，四川料理，広東料理を中国四大料理という。

Q3 三つ肴とは，正月の祝いに欠かせない3種類の料理のことである。数の子，かまぼこ，黒豆を指す。

Q4 99歳の祝いを白寿という。

Q5 「その土地で収穫されたものは，その土地の方法で調理・保存して食べるのがいちばん望ましい」とする考え方は，土産土法という。

Q6 食材も調理方法もその土地特有のものでなければ，郷土料理ではない。

Q7 加熱調理に関する言葉で「煮からめる」とは，酒やみりんを鍋で沸騰させ，アルコール分を抜くことである。

Q8 大皿に盛られた料理を自分の取り皿に取るときには，自分の箸の持つ側を使う。

Q9 国にかかわらず，基本的に，入り口から遠い席が上座である。

Q10 中国料理でターンテーブルがある場合は，最上席の人から，時計回りに回し，一人ずつ取っていく。

A 1 焼き魚は，尾頭付きなら腹を手前にして頭を左（かしらひだり）に，切り身なら皮を向こう側にする。 ✕

A 2 湖南料理を加えて，中国五大料理という場合もある。 ◯

A 3 三つ肴は，数の子，黒豆のほか，関東では田作り，関西ではたたきごぼうを指す。 ✕

A 4 漢字の「百」から「一」を引くと「白」になることから。 ◯

A 5 地域で生産されたものをその地域で消費する地産地消（域内消費）と，考え方が似ているといえる。 ◯

A 6 食材はその土地特有のものではないが，調理方法がその土地特有であるものも，郷土料理の分類のひとつである。 ✕

A 7 「煮からめる」とは，煮詰めて濃くなった煮汁を材料にからめるように仕上げることをいう。酒やみりんを沸騰させてアルコール分を抜くことは「煮きる」という。 ✕

A 8 自分の箸の持つ側を使うのは「逆さ箸」といい，箸使いのタブーの1つである。 ✕

A 9 原則として，入り口からもっとも遠い上座に主客が座る。 ◯

A 10 一巡した後は，特に決まっておらず，誰が取ってもよい。ターンテーブルは静かに回す。 ◯

Q1 冷凍食品とは，生の食材，またはその加工品，調理済み食品などを急速に冷凍し，−5℃以下で保存するものをいう。

Q2 食品を加工する目的は，流通の利便性，味・食べやすさ，短時間で調理できる食品の提供の3つである。

Q3 刺身の盛り合わせで，マグロの大トロ，中トロ，赤味の盛り合わせは加工食品ではない。

Q4 紹興酒は，ブランデーと同じ，蒸留酒である。

Q5 食品表示法による食品表示基準については，食品関連事業者が任意で従う。

Q6 品質が急速に劣化しやすい食品には，安全に食べられる期限として消費期限が表示されている。

Q7 生鮮食品には「名称」と「原産地」の表示が義務づけられている。

Q8 新たな原料原産地表示制度がスタートし，すべての加工食品に原料原産地表示されることとなった。

Q9 栽培中だけでなく種まきや植えつけ前2年以上，原則として農薬と化学肥料を使わずに，かつ遺伝子組み換え技術を使用せず栽培した野菜には「オーガニック」と表示できる。

A 1 冷凍食品は，－15℃以下で保存する。冷凍食品業界の自主基準では生産から輸送，販売に至るまで，品温を－18℃以下に保つとしている。　✕

A 2 食品を加工する目的には，流通の利便性，味・食べやすさ，短時間で調理できる食品の提供のほか，安全性の向上がある。　✕

A 3 部位が異なっても，同じ種類の食品であれば，同種混合なので生鮮食品である。　◯

A 4 紹興酒は，清酒やワインなどと同じ，醸造酒である。蒸留酒には，ブランデーのほか，焼酎，ウイスキーなどがある。　✕

A 5 食品表示基準では，食品関連事業者に対し，基準の遵守を義務づけている。　✕

A 6 消費期限は，定められた方法で保存した場合，品質の劣化による安全性に問題ないとされる期限である。期限を過ぎたものは食べない方がよい。　◯

A 7 表示する際には，漢字，ひらがな，カタカナを使用し，必ずすべてを日本語で表示しなければならない。
例)「AUS」→✕，「オージービーフ」→◯　◯

A 8 2017年の「新たな原料原産地表示制度」のスタートによって，すべての加工食品に原料原産地表示されることとなった。　◯

A 9 登録認定機関が検査し，認定された事業者のみが有機JASマークをつけることができ，「有機」または「オーガニック」などの表示ができる。　✕

Q1 食中毒の原因物質のうち，黄色ブドウ球菌は，感染型に分類される。

Q2 細菌が増殖するための条件は，栄養素・湿度・温度の3つである。

Q3 食中毒は，原因にかかわらず，冬には発生しにくい。

Q4 ウエルシュ菌は，75℃で1分以上加熱することにより死滅する。

Q5 変敗とは，腐敗までは行かないが，色や味が変わって食用に適さなくなった状態のことである。

Q6 手洗いの際には，殺菌力が強い逆性石鹸を普通の石鹸と同時に使うと効果的である。

Q7 遺伝子組換え食品の流通は認められていない。

Q8 ポジティブリスト制度とは，健康に悪影響を及ぼす農薬について厳格な基準を設け，流通を阻止する制度である。

Q9 一部の調味料や甘味料は，食品の味をよくするために使用する食品添加物である。

Ⓐ 1 黄色ブドウ球菌は，食中毒の原因物質で，食品内毒素型に分類される。 ✕

Ⓐ 2 梅雨時期から高温多湿の夏場にかけては細菌が増殖しやすく，細菌性の食中毒は6月〜10月の発生件数が多い。 ◯

Ⓐ 3 ノロウイルスなど，ウイルス性の食中毒は冬に多く発生する。また，毒きのこによるものは秋，ふぐ毒によるものは冬に集中して発生する。 ✕

Ⓐ 4 ウエルシュ菌の耐熱性芽胞は，100℃で1〜3時間加熱しても生き残り，食品の温度が発育に適した温度まで下がると発芽し，急速に増殖する。 ✕

Ⓐ 5 おもに油脂などの劣化によって色や味などが変わって，食用に適さなくなる状態を変敗という。 ◯

Ⓐ 6 逆性石鹸は，普通の石鹸と同時に使用すると殺菌力がなくなるため，石鹸で洗った後，よく水ですすいでから使用する。 ✕

Ⓐ 7 遺伝子組換え食品は，安全性の確認されたものについて流通が認められる。 ✕

Ⓐ 8 ポジティブリスト制度では，原則としてすべての農薬に基準値を定める。 ✕

Ⓐ 9 食品添加物は使用目的別に，食品の製造・加工に欠かせない，作業効率を高めるもの，保存性を高めるもの，風味・外観をよくするもの，栄養成分を強化するもの，食品の品質を向上させるものに分類される。 ◯

Q 1 食品の流通経路には，生産者と消費者との間に，卸売業者や小売業者などの流通業者が存在しない場合もある。

Q 2 メーカーから小売業者までの商品配送の際に，メーカー各社の商品を一緒に載せて小売業者まで配送する方法で，配送によるコストやロスを解消することをクイックレスポンスという。

Q 3 そのままで食べられないものは，ホームミールリプレースメントといえない。

Q 4 アウトレットストアとは，EDLP（Every Day Low Price）をモットーとして，衣類，家庭用品，家電品などを常に低価格で販売する店舗のことである。

Q 5 eコマースの普及により，インターネット上で買いものをするオンラインショッピングを利用する人が増加している。

Q 6 同じカテゴリーの商品を垂直（縦）方向に陳列するホリゾンタル陳列は，商品が目にとまりやすいという利点がある。

Q 7 発注や出荷のミスなどによって，予定していた数量の商品を取りそろえていない状態を「欠品」という。

Q 8 ジャストインタイムとは，注文してから届くまでの時間のことである。

10

A 1 流通業者が存在する間接流通のほかに，産地直送やインターネットによる通信販売などの，生産者と消費者が直接取引をする直接流通がある。　○

A 2 クイックレスポンス（QR）とは製造から販売までのすべての無駄を排除し，コストを削減する方法。削減したコストを価格に反映させて消費者に還元していく。メーカー各社の商品を一緒に載せて小売業者まで配送する方法とは，共同配送のことである。　×

A 3 ホームミールリプレーストメントの種類には，レシピと食材が準備さている，下ごしらえまでされている，温めれば食べられる，そのままで食べられる，などがある。　×

A 4 アウトレットストアとは，メーカーなどが，自社製品の過剰在庫品を格安で販売する店舗のことである。設問のEDLPをモットーとした店舗とは，ディスカウントストアのことである。　×

A 5 バーチャルショップ（仮想店舗）では，生鮮食品なども含め，さまざまな商品が扱われている。　○

A 6 同じカテゴリーの商品を垂直（縦）方向に陳列するのは，バーチカル陳列という。ホリゾンタル陳列は，水平（横）方向に陳列する方法で，売り場全体が見渡しやすい。　×

A 7 また，売れてしまって商品在庫がなくなるのは「品切れ」という。　○

A 8 ジャストインタイムとは，「必要なものを，必要なときに，必要なだけ」供給する多頻度小口配送の物流システムを指す。注文してから届くまでの時間は，リードタイムという。　×

11

Q 1 年収から税金と社会保険料を差し引いた残りの金額を可処分所得という。

Q 2 消費者が税金を負担する酒税やたばこ税などは直接税である。

Q 3 日本の食料自給率（供給熱量ベース）は，近年ほぼ横ばいで推移している。

Q 4 HACCPとは，あらかじめ危害を予測し，重要管理点を特定して監視する衛生管理システムである。異常があった場合にはすぐに対策をとり解決する。

Q 5 「食品リサイクル法」に規定されている食品関連事業者の責務とは，食品廃棄物の発生抑制と減量の2項目である。

Q 6 ほかの産業の原材料として活用することなどによって廃棄物をなくそうとする考え方をゼロエミッションという。

Q 7 商品を送りつけ，断らなければ購入したとみなして代金を請求するという手口を，ネガティブオプション（送りつけ商法）という。

Q 8 訪問販売，電話勧誘販売で購入した場合はすべてクーリング・オフの対象である。

Q 9 製造物責任法（PL法）では，製造物の欠陥によって被害が生じた場合，その製造業者に過失があれば，賠償責任を負わせると定めている。

A 1 可処分所得のうち，消費支出に回される額の割合を消費性向，貯蓄に回される額の割合を貯蓄性向という。　○

A 2 所得税や法人税などのように，税金を納める義務のある人（納税義務者）と税金を負担する人（税負担者）とが一致する税を直接税という。酒税やたばこ税などのように納税義務者と税負担者（消費者）とが一致しない税を間接税という。　×

A 3 日本の食料自給率は低く40％程度で，横ばいで推移し，食料の約60％を輸入に頼っている。　○

A 4 HACCPが対象とする危害とは，生物学的危害（細菌，ウイルスなど），化学的危害（農薬，添加物など），物理的危害（ガラス，金属片など）の３つである。　○

A 5 「食品リサイクル法」では，食品廃棄物の発生抑制と再生利用，減量の３項目を食品関連事業者の責務と規定している。　×

A 6 一般的に，個々の工場から排出される廃棄物をゼロにする取り組みをゼロエミッションとよぶ場合もある。　○

A 7 ネガティブオプションの場合，送りつけられた商品は直ちに処分できる。送り主から請求されても，代金を支払う必要はない。　○

A 8 3,000円未満の現金による取引の場合，消耗品を使ってしまった場合，自動車の販売または自動車のリースは，クーリング・オフの対象とならない。　×

A 9 製造物責任法（PL法）では，メーカー側が無過失でも賠償責任を負わせると定めている。被害者側がメーカーの過失を証明する必要はない。　×

（1）消化吸収の仕組み

■消化器官の位置

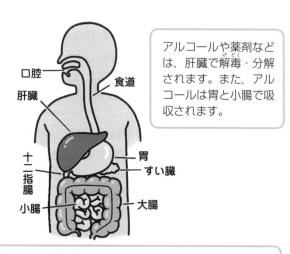

口腔

食道

肝臓

十二指腸

胃

すい臓

小腸

大腸

> アルコールや薬剤などは，肝臓で解毒・分解されます。また，アルコールは胃と小腸で吸収されます。

> 胃から小腸に続く部分を十二指腸といいます。ここでは，すい臓から分泌されるすい液と，肝臓から分泌される胆汁が出されます。胆汁は消化酵素を含んでいませんが，脂肪の分解に役立ちます。

■消化液と消化酵素の働き

消化液（分泌器官）	消化酵素	消化酵素の働き
唾液（口）	アミラーゼ	デンプン→麦芽糖
胃液（胃）	ペプシン	たんぱく質→ペプトン
すい液（すい臓）	アミラーゼ	デンプン→麦芽糖
	マルターゼ	麦芽糖→ブドウ糖
	トリプシン	たんぱく質→アミノ酸
	リパーゼ	脂肪 →脂肪酸＋グリセリン
胆汁（肝臓）	—	リパーゼの働きを助ける
腸液（小腸）	マルターゼ	麦芽糖→ブドウ糖
	ペプチターゼ	ペプトン→アミノ酸

(2) 生活習慣病の症状・食事の留意点

　生活習慣病とは，毎日の偏った生活習慣の積み重ねによって発症する病気の総称です。生活習慣病は30〜40歳代に急増するため，以前は成人病とよばれていましたが，子どもでも発症するケースが増えたこと，また偏った生活習慣を改めることによって発病を防げることから，生活習慣病と呼び名が変わりました。

①高血圧症

　動脈に高い圧力がかかるため，血管の内側の細胞が傷つきやすく，そこにコレステロールなどが染み込んでたまり，動脈硬化を招きます。動脈硬化は心筋梗塞や脳梗塞，脳出血などを引き起こします。血圧は加齢とともに上昇しますが，偏った生活習慣が加わることによって高血圧症を発症しやすくなります。

■食事上の注意点

● 減塩するほか，カリウム・カルシウム・食物繊維の摂取を心がける
● エネルギーの過剰摂取に注意し，標準体重を保つ
● 脂質，とくにコレステロールの多い動物性脂肪のとりすぎに注意する
● アルコール，たばこなど刺激の強いものは控える
● 高血圧の治療における食塩摂取量の推奨値は1日6g未満（日本高血圧学会）

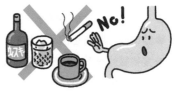

②脂質異常症

　血液中の脂質（コレステロールや中性脂肪）が増えすぎた状態をいいます。運動不足などで血液の流れが悪くなると，この脂質が血管（動脈）の壁に入り込んで動脈硬化の原因となります。脂質異常症は痛みもなく，症状が現れにくいため，定期的に健康診断を受けて早めに発見することが大切です。

■食事上の注意点

●食べすぎない（適正なエネルギー摂取）
●コレステロールの多い食品を控える
●肉類よりも魚類，食物繊維を多く摂るようにする

③糖尿病

　インスリンというホルモンが不足したり，十分に作用しなかったりすると，血液中のブドウ糖（血糖）がエネルギー源として利用されず，高血糖状態となります。また尿中にも血糖が排せつされるようになります。このような状態を糖尿病といいます。

■食事上の注意点

●食べすぎない（適正なエネルギー摂取）
●１日３食の食事時間を一定にする
●動物性の脂肪を控え，植物性の油や魚の脂肪にする
●食物繊維を多く摂るようにする
●甘味料・アルコール・清涼飲料水は控えめにする

　初期段階では自覚症状がありませんが，発症すると完治しにくく，進行すると網膜症・腎症・神経障害の３大合併症が現れるようになります。

④痛風

　血液中に含まれる尿酸が多くなり（高尿酸血症），関節に結晶として沈着し，痛覚神経を刺激するようになった状態をいいます。痛風は中年以降の男性に発症しやすく，足の親指の付け根などに激しい痛みが生じ，赤く腫れ上がる痛風性関節炎などがみられます。

　高尿酸血症には遺伝や肥満のほか，プリン体の多い食事などが関与しているといわれています。

■食事上の注意点

●プリン体を多く含む食品を控える

●アルコールは，尿酸の合成を高めたり尿酸の排出を低下させたりするので控える

●水分をたっぷり摂る

---

⑤胃腸病

　胃腸の疾患があると，栄養素の吸収が妨げられてしまいます。疾患としては，胃炎，腸炎，胃・十二指腸潰瘍などがあります。

■食事上の注意点

胃　炎	急性胃炎…1食〜1日の絶食のあと，徐々に消化のよい食品をとる
	慢性胃炎…胃液の分泌が多い過酸性では，刺激の少ない食品をとり胃液の分泌を抑える。胃液の分泌が少なすぎる低酸性では，香辛料やスープなど胃液の分泌を促進する食品を多くとる
腸　炎	消化不良により起こるため，しばらくの絶食ののち，徐々に消化のよい食事にする
胃・十二指腸潰瘍	消化のよい食事を心がけ，アルコール，コーヒー，たばこなどの刺激物は避ける。高エネルギー，高たんぱく食とし，消化の悪い脂質は避ける

(3) 行事や風習 ①賀寿

賀寿	年齢	語源
還暦 かんれき	61歳	60年たつと，生まれた年の干支に再び還ることから
古希 こき	70歳	唐の詩人杜甫の「曲江詩」に出てくる 「人生七十古来稀なり」から
喜寿 きじゅ	77歳	「喜」の草書体「㐂」が七十七に見えることから
傘寿 さんじゅ	80歳	「傘」の略字「仐」が八十と読めることから
米寿 べいじゅ	88歳	「米」という字を分解すると八十八だから
卒寿 そつじゅ	90歳	「卒」の略字「卆」が九十と読めることから
白寿 はくじゅ	99歳	「百」から「一」をとると「白」という字になることから

(3) 行事や風習 ②五節句

節句	月日	節句の別名	料理（節供）
人日 じんじつ	1月7日	七草の節句 ななくさ	七草がゆ
上巳 じょうし	3月3日	ひな祭り 桃の節句	散らしずし，菱餅， 桜餅，白酒， ハマグリの吸い物
端午 たんご	5月5日	菖蒲の節句 こどもの日	柏餅，ちまき
七夕 たなばた	7月7日	七夕祭り 笹の節句	そうめん，ウリ類
重陽 ちょうよう	9月9日	菊の節句	菊酒，手巻きずし，菊ずし，栗飯

(3) 行事や風習 ③行事食

行事	月日	行事の内容〔料理〕
お正月	1月 1～3日	門松，注連縄（しめなわ），鏡餅を飾り新年を祝う 〔おせち料理〕 〔お屠蘇（とそ）〕 〔雑煮（ぞうに）〕
鏡開き	1月11日	神仏に供えた鏡餅を下げ，雑煮などに入れる 〔雑煮，あずき汁粉〕
節分	2月3日 または4日	ひいらぎの枝にいわしの頭を刺して門口に立て，邪気を払う〔煎り大豆，恵方巻き〕
春の お彼岸	3月20日 ごろの7日間	その年の春分の日を中日とした前後3日間 〔ぼた餅，精進料理〕
灌仏会（かんぶつえ）	4月8日	お釈迦様の誕生を祝う〔甘茶〕
盂蘭盆（うらぼん） （お盆）	7月 13～15日	先祖の霊を迎えて供養する〔精進料理，野菜，果実〕

行事	月日	行事の内容〔料理〕
お月見	9月15日ごろ	十五夜（陰暦8月15日）の月を鑑賞し豊作を祝う。秋の七草を生け，里芋を供える〔月見団子，衣（きぬ）かつぎ〕
秋のお彼岸	9月20日ごろの7日間	その年の秋分の日を中日とした前後3日間〔おはぎ，精進料理〕
新嘗祭（にいなめさい）	11月23日	稲の収穫を祝い，翌年の豊穣を祈る〔新しい穀物でつくった餅，赤飯〕
冬至	12月22日または23日	1年で昼が最も短い日。柚子湯に入る〔かぼちゃ，こんにゃく〕
大晦日（おおみそか）	12月31日	新年を迎える年越しのお祝いをする〔年越しそば〕

■誕生・成長の祝い事

行事	行事の内容〔食事〕
帯祝（おびいわい）	妊娠5か月目の戌（いぬ）の日に腹帯を巻き，妊娠を祝うとともに出産の無事を祈る〔赤飯〕
お七夜	生後7日目を祝う行事。子どもの命名をする〔赤飯，鯛〕
初宮参り	生後30日ごろ初めて産土神（うぶすながみ）に参詣する行事。出産を報告し，健やかな成長を願う〔赤飯，紅白餅，鰹節〕
お食い初め（おくいぞめ）	子どもに初めての料理をつくって食べさせる行事。実際は食べるまねごとをさせる〔食い初め膳〕
七五三	男の子は5歳，女の子は3歳と7歳の11月15日に氏神（うじがみ）に参詣する行事〔赤飯，鯛，千歳飴〕
十三参り	数え年で13歳になった年，知恵と福寿を授かるために虚空蔵菩薩（こくぞうぼさつ）に参詣する〔赤飯〕

※地域によって，異なる場合がある

20

(3) 行事や風習　④旬

 春

たけのこ	初カツオ
わらび	サワラ（春）
ふき	トビウオ
セロリ	サクラエビ
にら	桜ダイ
アスパラガス	ニシン
新たまねぎ	アサリ
菜の花	メバル
	サヨリ

 夏

きゅうり	ピーマン
トマト	なす
らっきょう	アジ
じゅんさい	イサキ
さやいんげん	スズキ
さくらんぼ	トキザケ
えだまめ	キハダマグロ
とうもろこし	うなぎ
大玉すいか	はも
ビワ	アユ
うめ	あわび

 秋

まつたけ	サンマ
しいたけ	秋サケ
なし	戻りカツオ
さつまいも	マサバ
柿	カンパチ
かぶ	マハゼ
栗	ホタテ
ぶどう	
りんご	

 冬

白菜	寒ブリ
だいこん	トラフグ
ネギ	ヤリイカ
ほうれん草	タラ
ブロッコリ	カキ
にんじん	サワラ（冬）
さといも	マダイ
れんこん	マグロ
ポンカン	ヒラメ
晩柑類	アンコウ
	タコ
	芝エビ

※2つの季節にまたがるものもある

(4) 全国のおもな郷土料理

●近畿地方

滋賀：鮒寿司，もろこ料理

京都：ハモ料理，湯葉料理，サバの棒寿司，
　　　京漬物，賀茂なすの田楽

奈良：奈良漬け，柿の葉寿司

大阪：箱寿司，バッテラ，船場汁

和歌山：茶粥，クジラ料理，ウツボ料理

兵庫：イカナゴの釘煮，ボタン鍋

●中国地方

鳥取：松葉ガニ料理，豆腐ちくわ

島根：出雲そば，シジミ汁，ぼてぼて茶

岡山：ままかり料理，祭り寿司

広島：カキの土手鍋，
　　　小イワシ料理

山口：フグ料理，いとこ煮

●北陸地方

新潟：わっぱ飯，
　　　笹だんご，
　　　へぎそば

富山：鱒寿司，
　　　ホタルイカ料理

石川：治部煮，
　　　かぶら寿司

福井：越前ガニの鍋，
　　　ぼっかけ

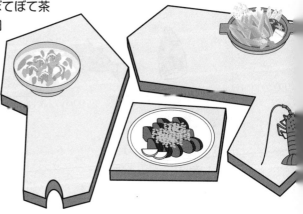

●九州・沖縄地方

福岡：筑前煮（＝がめ煮），おきゅうと，
　　　モツ鍋，鶏の水炊き

佐賀：ムツゴロウの蒲焼き，がん漬け

長崎：卓袱料理，ちゃんぽん，皿うどん，カラスミ

熊本：辛子れんこん，馬刺し

大分：だんご汁，きらすまめし，やせうま

宮崎：冷や汁，おび天，地鶏の炭火焼き

鹿児島：さつま揚げ，キビナゴ料理

沖縄：ゴーヤチャンプルー，ソーキそば

●四国地方

香川：讃岐うどん，
　　　しょうゆ豆

徳島：たらいうどん，
　　　そば米雑炊

愛媛：ふくめん，
　　　緋のかぶら漬け

高知：カツオのたたき，
　　　皿鉢料理

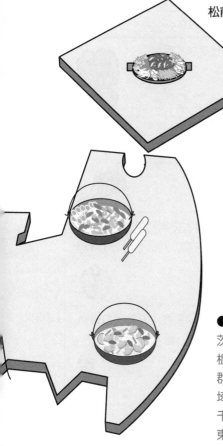

●北海道
石狩鍋，三平汁，
ジンギスカン，
松前漬け

●東北地方
青森：じゃっぱ汁，
　　　イカの鉄砲焼き
秋田：きりたんぽ，
　　　稲庭うどん，
　　　しょっつる鍋，
　　　ハタハタ寿司
岩手：わんこそば，
　　　のっぺい汁
山形：いも煮，納豆汁
宮城：笹かまぼこ，
　　　ずんだ餅
福島：ニシンの山椒漬け，
　　　つと豆腐

●関東地方
茨城：アンコウ鍋，納豆料理
栃木：しもつかれ，かんぴょう料理
群馬：こんにゃく料理，おきりこみ
埼玉：深谷ねぎのぬた，冷汁うどん
千葉：なめろう，落花生みそ
東京：深川飯，ドジョウ鍋，もんじゃ焼き
神奈川：けんちん汁，牛鍋

●中部・東海地方
山梨：ほうとう，吉田うどん
長野：信州そば，五平餅，おやき
岐阜：朴葉みそ，鮎料理，赤かぶの漬物
静岡：ウナギ料理，わさび漬け
愛知：ひつまぶし，みそ煮込みうどん，きしめん
三重：伊勢エビ料理，手こね寿司

(5) 食にまつわる数・単位

数・単位	読み	内容
株	かぶ	ほうれん草や小松菜など根がついた野菜
貫	かん	にぎり寿司の単位
客	きゃく	茶碗の単位
切れ	きれ	切り身の魚，1片の肉
個	こ	りんご，柿，みかんなどの果物や，かぼちゃ，じゃがいもなどの野菜。丸いものでやや大きいもの
粒	つぶ	いちごやぶどうなどの果物，米などの穀物，魚卵。丸いもので小ぶりなもの
棹	さお	羊羹などの細長い菓子
柵	さく	刺身用に長方形にさばいた魚
帖	じょう	海苔の単位（10枚で1帖）
膳	ぜん	茶碗に盛られたご飯，箸1組
束・把	たば	細長いものを束ねたものが「束」。手で握れるくらいの束が「把」

数・単位	読み	内容
玉	たま	うどんなどの麺類。キャベツやレタスなど球形になる野菜
丁	ちょう	豆腐
杯	はい	いか，たこ
腹	はら	タラや鮭などの魚卵のかたまり（産卵前の卵巣）
尾	び	尾びれがついた魚
匹	ひき	魚や豚などの動物
房	ふさ	ぶどうやバナナなど果物の実全体
本	ほん	細長い野菜や果物
枚	まい	薄いもの，平たいもの。春巻きや餃子の皮，ピザ，油揚げなど。薄切り肉，切り身やおろした魚
羽	わ	鶏やアヒルなどの鳥類，ウサギ
把	わ	ほうれん草や小松菜など根がついた野菜を取り扱いしやすいよう小分けにしたもの
合	ごう	米，酒など。1合＝180㎖
升	しょう	米，酒など。1升＝1.8ℓ＝10合
斗	と	米，酒など。1斗＝18ℓ＝10升

(6) 食にまつわるマナー ①嫌い箸

よび方	内容
迷い箸	どれを食べようかと迷いながら，箸をうろつかせること
探り箸	器の中の料理を箸でかき混ぜて，中身を探ること
そら箸	いったん箸をつけながら，結局食べずに箸を引いてしまうこと
移り箸	箸をつけた料理を食べないで，ほかの器に移ること
刺し箸	料理を箸で突き刺して食べること
ねぶり箸	箸の先をなめること
かき箸	器の縁に口をつけ，料理やご飯を箸で口の中にかき込むこと
持ち箸	箸を片手で持ったまま，その手でほかの食器を持つこと
ふたり箸	２人がそれぞれの箸で，同じ１つのものをはさむこと
寄せ箸	箸を使って，器を自分のほうに引き寄せること
なみだ箸	箸の先から汁をポタポタたらすこと
握り箸	握るような手つきで箸を持つこと
直箸	大皿の料理を，自分が食べている箸で直接とること
渡し箸	箸を器の上に渡して置くこと。不要という意味を表すため

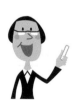

箸の正しい持ち方は，日本食のマナーの基本です。

(6) 食にまつわるマナー ②席次

日本料理の席次

■床の間がある場合

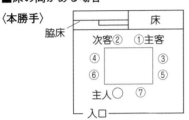

※脇床……床の間の横につくられる違い棚や開き戸などがあるスペース

■床の間がない場合

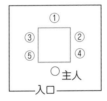

※基本的な上座の考え方
・入り口から遠い
・（部屋の奥に）向かって右

西洋料理の席次

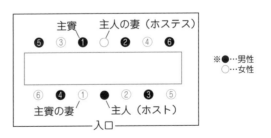

中華料理の席次

〈円卓〉

③主客
③　　②
⑤　　④
⑦　　⑥
主人○
ついたて　　入口

〈方卓〉

主客
③ ① ② ④

⑤ ⑦ ○ ⑥
主人
ついたて　　入口

（7）食材の切り方

■野菜の切り方

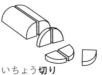

いちょう**切り**
（だいこん，にんじん）

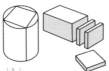

色紙**切り**
（だいこん）

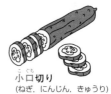

小口**切り**
（ねぎ，にんじん，きゅうり）

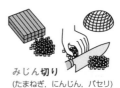

そぎ**切り**
（はくさい）

かつら**むき**
（だいこん，にんじん，
きゅうり，うど）

みじん**切り**
（たまねぎ，にんじん，パセリ）

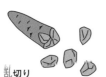

乱**切り**
（にんじん，ごぼう，じゃがいも）

ささがき
（ごぼう，うど）

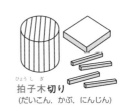

拍子木**切り**
（だいこん，かぶ，にんじん）

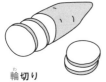

輪**切り**
（だいこん，にんじん，ごぼう）

半月**切り**
（だいこん，にんじん，かぶ）

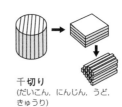

千**切り**
（だいこん，にんじん，うど，
きゅうり）

くし形**切り**
（たまねぎ）

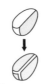

面とり
（だいこん，かぶ，にんじん，
じゃがいも，かぼちゃ）

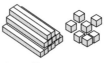

さいの目**切り**
（だいこん，にんじん，いも）

■包丁の知識

①和包丁……鋼鉄に地金をはさんだ両刃と，地金を片面に張りつけた片刃
　　　　　があり，両刃のものは，切ったときに刃の両側に力が均等に
　　　　　かかる。片刃のものは力が片方だけにかかるので，刺身のよ
　　　　　うに切り残す部分に力が加わらないように切るものに使用す
　　　　　る。

②洋包丁……鋼鉄だけでつくられている。「牛刀」とよばれるものは刃が
　　　　　薄く，和・洋・中すべての調理に使用することができる。

③中華包丁……刃の幅が広く重い包丁で，中国料理では切る・砕く・そぐ
　　　　　など調理操作のほとんどを，この１本でまかなっている。

■包丁の部位と使い方

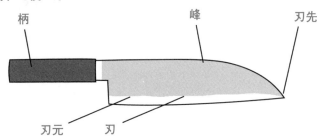

柄　　峰　　刃先

刃元　刃

包丁の使い方（例）
・峰…肉を柔らかくするためにたたいたり、エビなどをつぶす
・刃先…ささがきをしたり、小魚をさばいたりするとき
・刃先から刃の中央…野菜などの押し切り、みじん切り
・刃の中央から刃元…刺身にするとき
・刃元の近く…果物の皮をむく、魚の骨切り
・刃元…じゃがいもの芽をとるとき

29

(8) 魚のおろし方・切り方

■魚のおろし方・切り方

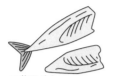

二枚おろし

（あじ，さば，かつおなど）

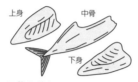

上身　中骨　下身

三枚おろし

（あじ，さば，かつおなど）

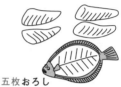

五枚おろし

かれい，ひらめなど

背開き

小あじやきすなどの小魚，干物をつくるときなど。腹から開く場合は「腹開き」という

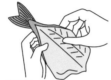

手開き

いわし。腹から親指を入れ，中骨に沿って開く

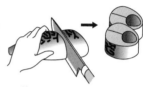

筒切り

さば，こいなど。内臓を出した魚の身を筒状に切る

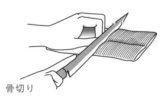

骨切り

はも，あいなめ，こいなど小骨の多い魚に用いる。皮を下にして，皮一枚を残しながら，身と小骨に細かく包丁を入れる

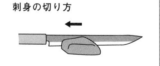

刺身の切り方

右端から包丁の刃元をあて，手前にすうっと一気に引く

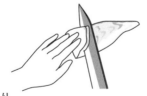

そぎ切り

たい，かれい，ひらめなどに向く切り方。紙のように薄くそいだものは，薄づくり（ふぐなど）という

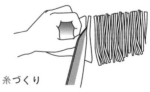

糸づくり

いか，きすなどに向く切り方。糸のように細長く切ったもの

(9) 食肉の部位

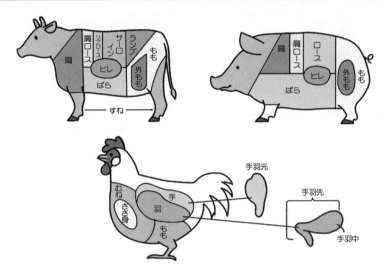

- ●**ヒレ，ささみ（鶏），むね**……脂身が少なく軟らかい。
- ●**もも，そともも，すね**……脂身が少なく硬い。
- ●**サーロイン，ロース**……脂身が多く軟らかい。
- ●**ばら**……脂身が多く硬い。
- ●**牛の舌（タン）**……肉質が硬い。
- ●**心臓（ハツ）**……赤身の肉に似ている。
- ●**尾（テール）**……肉や脂肪がついているほか，中心には軟骨が通っている。

■主な部位別調理法

●牛肉
ヒレ…ステーキ，網焼き
ロース…ステーキ，網焼き，ローストビーフ，すき焼き
サーロイン…ステーキ，ローストビーフ
もも…ステーキ，ローストビーフ，カツ
すね…煮込み
ばら…煮込み

●豚肉
ロース…カツ
ヒレ…ソテー，カツ
肩ロース…焼豚，ソテー
もも…カツ，焼豚，ソテー
ばら…煮込み，角煮
●鶏肉
むね…煮物，揚物，蒸し物
もも…揚物，ソテー，蒸し物，煮込み
ささみ…あえ物

（10）食に関することわざ・格言〈五十音順〉

青菜に塩
青菜に塩をふりかけるとしおれるところから，人が元気を失ってしょげている様子をいう

秋茄子は嫁に食わすな
①秋茄子はおいしいので憎い嫁に食べさせるのはもったいない。②茄子はからだを冷やし，子どもができにくくなるので食べさせないほうがよい

羹に懲りて膾を吹く
熱い吸い物を吸って口の中をやけどした人は，膾のような冷たい料理も吹いて冷まそうとするところから，以前の失敗に懲りて必要以上に用心することをいう

医食同源
バランスのとれたおいしい食事によって病気を予防することができる。医療と食事は本質的に同じだということ

一に養生，二に薬
体調が悪いときは，しっかりと栄養をとって休養することがいちばんであり，すぐ薬に頼るのはよくないということ

魚心あれば水心
相手が自分に対して好意を持てば，こちらもそれに応じる用意があるということ

うまいものは宵に食え
うまいものは味が落ちないうちに食べたほうがよい。これと同じく，よいことは早く進めたほうがよいということ

海老で鯛を釣る
海老のような小さなえさで立派な鯛を釣るように，少しの元手や労力で大きな利益を得ることをいう

沖のハマチ
ハマチは回遊魚なのでいつ釣れるかわからないところから，あてにならないことをたとえていう

鴨がネギをしょってくる
鴨がネギを背負ってくればすぐ鴨なべが食べられるというところから，都合のよいできごとが重なることをいう

寒ぶり，寒ぼら，寒がれい
ぶり，ぼら，かれいは寒の季節が旬でいちばんおいしいという意味

山椒は小粒でもぴりりと辛い

山椒の実は小粒なのにとても辛いところから，からだは小さくても優れた才能があるため馬鹿にできないことをいう

豆腐にかすがい

やわらかい豆腐にかすがい（材木をつなぐコの字型の大釘）を打っても意味がないところから，まったく効きめのないことをたとえていう

三里四方の野菜を食べろ

三里四方（およそ半径12km以内）でとれた野菜を食べることがからだのためによいということ。土産土法，身土不二などと同様の意味

煮ても焼いても食えない

相手の癖や個性が強すぎて，扱いにくく，手に負えないことをいう

鯛も一人はうまからず

豪華な料理であっても1人で食べるのはおいしくない。食事は家族や仲間と一緒に食べたほうがよいということ

はじめちょろちょろ中ぱっぱ 赤子泣いてもふた取るな

ご飯の炊き方の基本。はじめは火を弱くし，中ごろは火を強め，火を止めてからもふたを取らずに蒸らす

強火の遠火で炎を立てず

焼き物の火加減の基本。強火にするのは表面に早く火を通すため。遠火にするのは魚の内部を乾かさずうま味を逃がさないため。炎を立てないのは必要以上に焦がさないため

ふぐは食いたし命は惜しし

やりたいことがあるのに，それにともなう危険の大きさを心配して，決行をためらうことをいう

手塩にかける

自分の手で世話をして大切に育て上げること。「手塩」とは好みの味つけ用にめいめいの食膳に置かれた塩のこと

餅は餅屋

餅は餅屋のついたものがいちばんおいしいように，何事もそれを専門とする人には及ばないということ

冬至かぼちゃに年とらせるな

冬至にかぼちゃを食べると風邪をひかない。ただし，かぼちゃを春まで保存し続けても効用がなくなるので，冬至までが限度だということ

病は口より入る

病気には，食物や食生活の乱れを原因とするものが多いということ

(11) 食に関する四字熟語〈五十音順〉

悪衣悪食 あくいあくしょく 粗末な衣服と粗末な食事。簡素な暮らしのこと	**酒池肉林** しゅちにくりん 酒が池のように肉が林のようにたくさんあること。飲食物が非常に豊富でぜいたくを極めること
一汁一菜 いちじゅういっさい 汁物一品とおかず一品。質素な食事	**食前方丈** しょくぜんほうじょう １丈（約３m）四方いっぱいに料理を並べる。ぜいたくな食事のたとえ
一宿一飯 いっしゅくいっぱん 一晩の宿と一食の食事を提供されること。他人からちょっとした恩義を受けること	**身土不二** しんどふじ 身はからだ，土は土地の恵みを指す。地元の食材を食べることががからだに良いというたとえ
牛飲馬食 ぎゅういんばしょく 盛んに飲食することのたとえ	**浅酌低唱** せんしゃくていしょう 適度に酒を飲みながら，小声で歌い楽しむこと。宴席がほどよく盛り上がることのたとえ
錦衣玉食 きんいぎょくしょく 立派な衣服と上等な食事。ぜいたくな生活，富貴な身分のたとえ	**粗衣粗食** そいそしょく 粗末な衣服と粗末な食べ物。質素な生活のたとえ
鯨飲馬食 げいいんばしょく 多量の酒を飲み，大食いするたとえ	**粗酒粗餐** そしゅそさん 粗末な酒と粗末な食事。他人にごちそうするときに用いる謙遜した表現
尸位素餐 しいそさん 位についているだけで職責を果たさず，いたずらに俸禄を得ていること	**暖衣飽食** だんいほうしょく 暖かい衣服を着て，飽きるほど食べること。満ち足りた生活，ぜいたくな暮らしをするたとえ

箪食瓢飲 たんしひょういん	**米穀菜蔬** べいこくさいそ
竹の器（箪）に入れた飯と瓢箪を割った器に入れた水。粗末な食事のたとえ。清貧な生活を送るたとえ	穀類と野菜
珍味佳肴 ちんみかこう	**飽衣美食** ほういびしょく
珍しく，上等な料理。立派なごちそう	良い着物を着て，おいしいものを食べること。満ち足りた生活，ぜいたくな暮らしをするたとえ
杯盤酒肴 はいばんしゅこう	**暴飲暴食** ぼういんぼうしょく
宴会のための酒や料理	度を過ごして，むやみに飲んだり食べたりすること
伴食宰相 ばんしょくさいしょう	**無為徒食** むいとしょく
その職にふさわしい実権・実力が伴わない名前だけの大臣。職につきながら職責をつくさない大臣	働きもせず遊び暮らすこと。無駄に日々を過ごすこと
美酒佳肴 びしゅかこう	**無芸大食** むげいたいしょく
おいしい酒とおいしい料理。上等の酒食	これといった特技や取り柄がないのに食べることだけは人並みであること
美味珍膳 びみちんぜん	**目食耳視** もくしょくじし
おいしい料理や珍しい料理。ごちそう	見栄をはるために外見を飾ること
不時不食 ふじふしょく	**薬食同源** やくしょくどうげん
旬の食べ物を大切にし，その季節のもの以外は食べないこと	日常的にからだによいものを食べて健康を保てば，薬は必要ないということ

(12)再チェック用語

【1章】

不感蒸泄	皮膚や呼吸から失われている水分。汗は含まれない
アトウォーター係数	食品に含まれる栄養素が燃焼するときに発生する1g当たりのエネルギー量
消化	口から取り入れた食物を体内に吸収しやすいよう分解すること
隠れ肥満	体重は正常で，見た目にも太っているように見えないが，体重に対して占める脂肪の割合（体脂肪率）が高い状態をいう
体脂肪	体内に蓄えられた脂肪を体脂肪といい，皮下脂肪，内臓脂肪，血中脂肪に分けられる

【2章】

土産土法	その土地で収穫されたものは，その土地の方法で調理・保存して食べるのが最も望ましいとする考え方
身土不二	人のからだと土地は2つに分けられないとする考え方
あしらい	器に盛った料理を引き立てるために添えるもの
天盛り	香りや彩りを添え，味を引き立てるため，煮物や酢の物を盛り付けた上にのせるもの
本膳料理	正式な並べ方（膳立て）の日本料理
精進料理	野菜や豆類などを中心とした日本料理
懐石料理	茶の湯の席で出される日本料理の形式。簡素な食事
会席料理	お酒を楽しむ宴会向けの日本料理
卓袱料理	中国の影響を受けた長崎県の郷土料理

日本食品標準成分表	国民が日常的に摂取する食品の成分に関するデータ。18食品群の食品について，可食部100g当たりの食品成分が示されている
アルカロイド飲料	カフェイン，テオブロミンなどのアルカロイドを含んだものをいう。茶（緑茶，紅茶，中国茶），コーヒー，ココアなど
JAS法	「農林物資の規格化等に関する法律」のこと
消費期限	定められた方法で保存した場合，腐敗等の品質の劣化により安全性を欠くおそれがないと認められる期限
賞味期限	定められた方法で保存した場合，期待されるすべての品質の保持が十分可能であると認められる期限
アレルゲン	アレルギーの原因となる物質。アレルゲンを含む食品を摂ったときに，からだがこれを異物とみなして防御しようとしてみせる過敏な反応が食物アレルギーである
特定原材料	アレルギー表示の対象品目の28品目中，特に症例数が多く，症状が重くなる，表示が義務づけられている品目

【4章】

潜伏期間	病原菌に感染してからからだに症状が現れるまでの時間
滅菌	ほとんどの微生物を死滅させ，ほぼ無菌状態にすること
殺菌	微生物を死滅させる操作（加熱，薬剤処理など）をいう。広義では，消毒，除菌なども殺菌に含まれる
除菌	洗浄などにより微生物を取り除くこと
抗菌	微生物の発生・生育・増殖を阻止したり，抑制したりすること
静菌	低温貯蔵や塩蔵などの状態で，微生物の増殖を阻止し，または抑制すること
消毒	有害な微生物のみを死滅または減少させ，感染力のない安全な状態にすること
熟成	発酵の過程で，温度や湿度，時間などの条件により，食品のうま味や風味が増加すること

遺伝子組換え表示	遺伝子組換え農産物に義務づけられている表示制度。だいずなど9種類の農産物とその加工品が対象
ポストハーベスト	収穫後の農産物に農薬を使用すること。貯蔵や輸送中の害虫発生などを防ぐことが目的
ポジティブリスト制度	原則としてすべての農薬に基準値を定め，基準値を超えた農薬が残留している食品を販売禁止にする制度
指定添加物	国が安全性および有効性を確認して指定した添加物（化学的合成品と天然物）
既存添加物	長年使用されていた実績があるものとして国が認めた天然添加物
キャリーオーバー	原料に含まれているが最終的に加工された段階では微量であり，効果を発揮しない食品添加物

【5章】

間接流通	生産者と消費者との間に，卸売業者や小売業者などの流通業者が存在する流通経路
直接流通	卸売業者や小売業者などが介在せず，生産者が直接販売する流通経路
オープン価格制度	卸売業者や小売業者が自分の判断で価格を決められる制度
独占禁止法	公正かつ自由な競争を促進するための法律。私的独占，再販売価格維持行為などの不公正な取引を規制する
内食	生鮮食品を購入し、家庭内で調理し、家庭内で食べること
外食	家庭の外で食事すること。レストランなどでの食事のほか、学校給食も含む
中食	惣菜や弁当を購入し、家庭内で食べること
ミールソリューション	食事に関する問題を解決するための提案
ホームミールリプレースメント	簡単な調理をするだけ，あるいは盛りつけるだけで食卓に出せる食事のこと

フランチャイズチェーン	本部企業（フランチャイザー）が加盟店を募集し，一定の地域内での商標等の使用と営業の権利を認めて商品を供給する形態
カテゴリーキラー	特定の分野の商品を専門的に扱い，総合的な品ぞろえの大型店の売り場を閉鎖に追いこむような勢いを持つ形態
パワーセンター	スーパーマーケット，カテゴリーキラーなどを同じ敷地に集めた郊外型ショッピングセンター
ホールセールクラブ	会員制の低価格小売業
ハイパーマーケット	大規模な店舗で多種類の商品を並べ，安価で販売する形態
日配品	日持ちせず，鮮度管理が必要な商品のこと。乳製品，豆腐，うどん玉，こんにゃくなど
エンド陳列	商品陳列棚の両端に重点販売商品などを陳列する方法
アイランド（島）陳列	店舗内の通路の真ん中に台を設けて陳列する方法
ジャンブル陳列	かごやワゴンに投げ込んだ状態で見せる陳列方法
グリーンロジスティックス	原材料調達から商品の輸配送，廃棄，リサイクルまでをトータルに考えることで，環境に配慮した物流
ジャストインタイム物流	必要なときに必要なだけ、商品を供給する物流システム。多頻度小口配送に適している
リードタイム	商品を注文してから届くまでにかかる時間

【6章】

可処分所得	年収から税金と社会保険料を差し引いた残りの金額
ナレッジマネジメント	個々の従業員が現場で得た知識や情報を組織として共有し，問題の解決や業績向上に役立てる経営手法
SF商法（催眠商法）	会場に人を集め，買わないと損をするような雰囲気をつくって契約をさせること
キャッチセールス	路上でアンケート調査などと称して近づき，喫茶店や営業所に連れ込んで契約をさせること
ネガティブオプション（送りつけ商法）	商品を勝手に送りつけ，断らなければ購入を承諾したとみなして代金を請求すること

マルチ商法	商品を購入させ，買い手が増えるごとに手数料が入ると言って商品の買い手を探させ，次々と人を引き込むこと
モニター商法	商品モニターになればモニター料がもらえると言って商品を購入させ，モニター料を支払わないこと
HACCP（ハサップ）	アメリカの NASA（アメリカ航空宇宙局）が開発した，製造・加工過程における日常的・自主的な予防処置に重点を置いた食品衛生管理システム
公正競争規約	景品表示法に基づいて認定された業界の自主ルールのこと（例：牛乳業界が定めた「飲用乳の表示に関する公正競争規約」に基づく飲用乳への表示）
Recycle（リサイクル）	再資源化，再生利用。リデュースやリユースをしても出てしまう廃棄物を資源として再生利用すること
Reduce（リデュース）	発生抑制，減量。廃棄物の発生抑制，つまりゴミを減らすこと
Reuse（リユース）	再使用。使用済み製品を原型のまま繰り返し使用すること
クーリング・オフ	一定の期間内であれば，理由を問わず，消費者が契約を解除することができるという制度
コンポスト	生ゴミなどの有機性廃棄物を原料として堆肥などをつくる仕組み，またはそのための装置
サステナビリティ	持続可能性。企業においては，環境問題に対する取り組みや社会貢献活動といった社会的側面を含め，継続性を持って企業活動を続けられるようにしようという考え
ゼロエミッション	工場から排出される廃棄物や排ガスなどをゼロにする取り組み
食品循環資源	飼料や肥料などとして有効利用される食品廃棄物等
特定商取引法	訪問販売など，トラブルを生じやすい取引形態を対象として，事業者を規制するルールと，消費者を保護するためのルール（クーリング・オフなど）を定めた制度

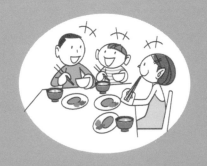

U-CAN

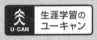